Florais de Bach

DRA. JESSICA BEAR
DR. WAGNER BELLUCCO

Florais de Bach

O Livro das Fórmulas

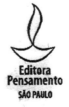

Editora
Pensamento
SÃO PAULO

Copyright © 2004 Dra. Jessica Bear e Dr. Wagner Bellucco.

Copyright © 2006 Editora Pensamento-Cultrix Ltda.

1ª edição 2006.

8ª reimpressão 2021.

Todos os direitos reservados. Nenhuma parte deste livro pode ser reproduzida ou usada de qualquer forma ou por qualquer meio, eletrônico ou mecânico, inclusive fotocópias, gravações ou sistema de armazenamento em banco de dados, sem permissão por escrito, exceto nos casos de trechos curtos citados em resenhas críticas ou artigos de revistas.

A Editora Pensamento não se responsabiliza por eventuais mudanças ocorridas nos endereços convencionais ou eletrônicos citados neste livro.

Nota Preliminar — As idéias e sugestões aqui apresentadas são produto de uma experiência particular e têm um propósito puramente didático. Muitas delas podem não estar de acordo com a filosofia do Bach Centre. As condições médicas analisadas devem permanecer sob os cuidados e a orientação de um médico. Nos casos em que haja motivo para a consulta de um profissional, sua atenção não deve ser evitada, negligenciada nem descartada. Este livro não pretende fazer diagnósticos de doenças, nem prescrever tratamentos ou medicamentos. Os autores não se responsabilizam por esse tipo de uso. Quando houver necessidade, um profissional da área médica deve ser consultado.

Os florais apresentados neste livro provêm do estudo do Dr. Bach, conservando-se seus nomes botânicos originais, inclusive a fórmula do Dr. Bach chamada Rescue Remedy, que de nenhum modo está associada à marca Bach Flower Remedies ou Rescue Remedy.

Dados Internacionais de Catalogação na Publicação (CIP)
(Câmara Brasileira do Livro, SP, Brasil)

Bear, Jessica e Bellucco, Wagner
Florais de Bach : o livro das fórmulas / Jessica Bear, Wagner Bellucco. --
São Paulo : Pensamento, 2005.

Bibliografia
ISBN 978-85-315-1427-2

1. Bach, Edward, 1886-1936 2. Cura 3. Ervas - Uso terapêutico 4. Essências e óleos essenciais - Uso terapêutico 5. Flores - Uso terapêutico 6. Matéria médica vegetal - Fórmulas e receitas 7. Terapia alternativa I. Bellucco, Wagner. II. Título.

05-8922   CDD-615.85

Índices para catálogo sistemático:

1. Essências florais : Terapias alternativas   615.85
2. Florais de Bach : Terapias alternativas   615.85

Direitos reservados
EDITORA PENSAMENTO-CULTRIX LTDA.
Rua Dr. Mário Vicente, 368 – 04270-000 – São Paulo, SP –
Fone: (11) 2066-9000
E-mail: atendimento@editorapensamento.com.br
http://www.editorapensamento.com.br
Foi feito o depósito legal.

$\mathcal{E}$ste livro é dedicado à humanidade (sabemos que o Dr. Bach gostaria que assim fosse), em especial, às nossas mães Jinx e Ana, cujo apoio e assistência tornou tudo possível, e a todos os nossos alunos, companheiros e amigos.

Muito obrigado!

Sumário

Apresentação 9

História e filosofia do Dr. Edward Bach 13

Introdução 23

Como atuam os florais 25

A compreensão e a escolha dos florais apropriados 27

Preparo e uso dos florais 29

Fórmulas para o sucesso 35
Fórmulas para atrair novos relacionamentos 47
Fórmulas para romper relacionamentos 55
Fórmulas para romper velhos hábitos 63
Fórmulas para estimular o aprendizado 73
Fórmulas para avaliações, provas ou exames 81
Fórmulas para viagens 85
Fórmulas para alergias, resfriados e gripes 89
Fórmulas para a energia 97

Fórmulas para a depressão.............................. 103
Fórmulas para vencer 109
Fórmulas para a Tensão Pré-Menstrual 115
Fórmulas para a meditação............................. 121
Fórmulas para a insônia................................. 125
Fórmulas para os doentes incuráveis ou terminais....... 131
Rescue Remedy 169

Tudo sobre os Florais Reativos........................ 173

Quando nenhum dos florais parece funcionar 179

Referências cruzadas..................................... 183

Nota final 187

Bibliografia... 189

Apresentação

No Brasil, desde 1989, o movimento terapêutico com essências florais vem crescendo e se agigantando de maneira muito particular, com o constante interesse do público e a multiplicação dos chamados terapeutas florais, que estudam, divulgam e manipulam diferentes grupos de essências, originárias de vários países. Neste momento, temos à disposição todos os florais do mundo, como se o Brasil fosse um grande centro expositor da flora terapêutica, com mercado garantido e os mais diversos interesses.

Graças ao trabalho pioneiro do Dr. Edward Bach nos primeiros trinta anos do século passado, hoje podemos contar, no mundo todo, com um sistema floral adequado às nossas necessidades individuais. No entanto, essa pletora de essências sempre terá de se reportar ao impulso inicial propiciado pelas essências inglesas, pesquisadas pelo grande mestre Edward Bach.

Na Inglaterra, dois centros se encarregam de municiar-nos com o conjunto de 38 essências de Bach: o Bach Centre, com o Original Bach Flower Remedies; e o Healing Herbs, do herbalista Julian Barnard. Com os produtos desses dois centros, o sistema floral do Dr. Bach ganhou nosso coração e se espalhou por todo o território brasileiro, originando um movimento inusitado até para os que deram continuidade à obra do Dr. Edward Bach em seus países de origem. Não existe, em nenhuma parte do mundo, algo que se compare ao que aqui se desenvolve.

Durante os últimos cinco ou seis anos, o material humano comprometido com a terapia à base de essências florais, assim como as publicações, foram crescendo e se multiplicando, passando por várias fases, ora de grande harmonia e interesse, ora de controvérsias e dúvidas, mas no fim, deixando um saldo absolutamente compensador.

Contamos com os livros de autores estrangeiros sobre o sistema de Bach, além dos escritos originais do seu criador. Dispomos de trabalhos de colegas e amigos brasileiros de diferentes áreas de atividade aqui no Brasil, que, ainda assim, se ocupam do sistema floral inglês.

Em novembro de 1993, em Águas de Lindóia, São Paulo, entramos em contato com mais uma fonte de conhecimento inspirada pelas essências de Bach: a doutora em medicina naturalista Jessica Bear, de Las Vegas, EUA. Coube a nós a honra e o privilégio de acompanhá-la em sua estada no país, por ocasião de um congresso e um *workshop* em São Paulo. Apesar de ter passado quase despercebida pelo público que compareceu ao evento em Águas de Lindóia, a Dra. Jessica Bear impressionou profundamente algumas pessoas, que ela mesma identificou como "os escolhidos".

Até então, seu trabalho era completamente desconhecido para a maioria de nós que há anos lidávamos com os florais de Bach. No entanto, o impacto nos "eleitos" foi tão grande, que, de imediato, nos comprometemos a aprendê-lo e repassá-lo aos interessados. Pessoalmente, creio que a Dra. Jessica Bear apresenta a mais adequada esquematização

APRESENTAÇÃO   **11** |

do uso do sistema floral inglês, além de introduzir novas maneiras de aplicar as essências em nossa vida diária.

Este é um dos seus livros sobre o assunto. Tem como objetivo mostrar, na prática, como as essências florais inglesas podem ser usadas, de acordo com a visão teórica ampliada da autora.

Desde que eu me interessei pelos florais de Bach, minha atenção se voltou para a biografia do criador do sistema e para o modo particular como as essências eram descobertas. Eu tinha certeza da importância da hierarquização entre as essências, e isso só ficou realmente esclarecido ao nos defrontarmos com o conteúdo dos livros da Dra. Jessica Bear. Neles, pudemos compreender plenamente a missão desse sistema terapêutico, sua competência perante os terapeutas, os clientes e as necessidades da nossa época; e também pudemos vislumbrar de modo fascinante aquilo que, nos livros mais antigos sobre os florais, fica restrito e até certo ponto velado: os Doze Curadores, os Sete Auxiliares e os outros Dezenove. Ou ainda: os Doze Curadores e os outros florais.

Esse conteúdo teórico já foi publicado em português (ver Bibliografia). No entanto, no momento os livros estão fora de catálogo.

O que há de novo no trabalho da Dra. Jessica Bear e que a torna uma autora ímpar em se tratando dos florais de Bach?

Podemos afirmar que sua abordagem é única, pois não se prende aos textos já traduzidos e conhecidos no mundo. Tampouco ela trata os florais ingleses como um instrumento terapêutico secundário, que sirva apenas para veicular outra idéia a eles associada, como por exemplo, astrologia e florais, acupuntura e florais, numerologia e florais etc. Não! Em todos os cinco livros, a Dra. Bear situa as essências inglesas em seu legítimo lugar de destaque dentre todos os outros sistemas florais existentes e resgata sua verdadeira e mais profunda compreensão. A exemplo de Edward Bach, ela fundamenta a utilização prática das flores em preceitos filosóficos e doutrinários conhecidos há milênios sob a égide de Jesus Cristo.

Em seus textos, ela deixa transparecer uma natureza ao mesmo tempo enérgica e inspirada, profundamente espiritualizada e também prática, de modo a termos em seu trabalho a chance de compreender a verdadeira competência do sistema floral inglês, assim como a maneira de utilizá-lo amplamente na vida prática.

Dr. Wagner Bellucco

História e Filosofia do Dr. Edward Bach

"Que possamos ter sempre no coração a gratidão pelo Criador, que, em toda Sua glória, colocou as ervas nos campos para a nossa cura." — Edward Bach

Desde a infância, Bach sempre nutriu um grande amor pela natureza. Intuitivamente, ele sabia que ela era fonte de vida e de cura. Ele acreditava também que o toque era capaz de curar.

A compaixão pela humanidade e o amor irrestrito pela natureza eram suas maiores motivações; mal sabia ele que ambas amadureceriam e se fundiriam numa única meta. Desse ponto de vista, poder-se-ia dizer que seu destino já estava traçado.

Bach costumava atribuir o início da sua carreira em medicina ao fato de lhe faltar vocação para os negócios. Na loja da família, ele era simplesmente incapaz de cobrar da clientela. O pai decidiu que era melhor investir em seus estudos e encaminhá-lo para a faculdade — antes que ele acabasse por doar o próprio estabelecimento.

Porém, mesmo tendo conquistado vários títulos na profissão médica, Bach viu-se insatisfeito com os resultados alcançados pela medicina e pelos seus procedimentos experimentais.

Buscando uma medicina que não causasse dor, ele estava sempre às voltas com estudos, pesquisas e indagações. Foi assim que descobriu os sete nosódios, espécie de bactérias intestinais usadas como vacina para prevenir doenças crônicas.

A utilização de bactérias no tratamento da enfermidade crônica logrou grande êxito, conquistando reconhecimento para Bach. E foi justamente a descoberta dos nosódios que lhe proporcionou o primeiro vislumbre de que as diferentes personalidades das bactérias pareciam estar relacionadas às diferentes personalidades dos pacientes.

Bach ficou surpreso e atônito à medida que monitorava o grau de recuperação dos pacientes com base em sua personalidade.

Atentou para sinais de mudança e atitudes de recuperação; observou cuidadosamente a maneira como cada paciente se comportava, assumindo ou não o controle da própria vida, e como lidava com conflitos internos.

Ele passava muitas horas na ala hospitalar, estudando e analisando os pacientes. Começou então a perceber que a personalidade e a postura pessoal do indivíduo pareciam desempenhar um papel mais decisivo em sua recuperação do que o tratamento médico recebido para os problemas físicos. Havia pacientes que, a despeito de tomarem os mesmos medicamentos que os demais, simplesmente não faziam progressos. O fato chamou-lhe a atenção, levando-o a se questionar e aprofundar suas pesquisas. Ele acabou por inferir que a personalidade e as atitudes desses pacientes deviam estar refreando o processo de recuperação e a cura.

Em essência, Bach concluiu que a doença era conseqüência de um conflito entre a alma, a mente e o corpo. Se essa premissa fosse comprovada, as metodologias médicas ou corporais nunca iriam — nem poderiam — acabar completamente com a doença, nem dentro nem fora do corpo.

O conceito de que a doença resultava de um conflito entre a alma, a mente e o corpo era algo muito sofisticado na-

HISTÓRIA E FILOSOFIA DO DR. EDWARD BACH

quela época. Todavia, Bach acreditava que, se o conflito fosse detectado e superado, podia-se prevenir a doença antes que ela se manifestasse no nível físico.

Esse conflito tinha origem em dois erros primordiais — dois pecados contra a vida e a unidade. Um era a desarmonia entre a alma e a personalidade; o outro, a crueldade ou a injustiça para com as outras pessoas. Bach percebeu que o conflito, em suma, tinha origem no egoísmo (no ego).

As causas fundamentais da enfermidade e da doença são as imperfeições mentais-emocionais: orgulho, crueldade, ódio, narcisismo, ignorância, instabilidade e cobiça, entre outras. São essas imperfeições a verdadeira raiz da enfermidade e da doença. Um modo de se direcionar interiormente para a cura é voltar-se para aqueles que necessitam de cuidados e atenção; é esquecer as próprias necessidades e interesses nesse empenho.

Embora à primeira vista a doença parecesse cruel, Bach a julgava benéfica para o paciente. Ele achava que era possível purificar devidamente a alma do seu problema e, a partir daí, aprender as verdadeiras lições da vida.

O fato de a dádiva da vida ainda pulsar no indivíduo demonstrava que a alma estava no comando e que, portanto, ele não havia perdido a esperança.

Bach sentia que médicos e pacientes deviam buscar em si mesmos a origem da doença. Ele argumentava que a medicina moderna trata as conseqüências do mal físico, mas não a sua causa; que o materialismo (a cobiça ou o amor egoísta) era a causa básica da enfermidade, a qual propiciava a manifestação e o desenvolvimento da doença. Desse modo, a ciência médica e a medicina moderna praticavam um tipo fragmentado de cura.

O tratamento médico poderia até agravar a situação do paciente, uma vez que contribuía para mascarar a verdadeira origem do problema. E então, como o paciente dava-se por satisfeito porque a chamada doença fora "curada", a verdadeira origem desta passava despercebida; posteriormente, ela tornava a se manifestar, como antes ou sob outra aparência.

Na opinião de Bach, os médicos do futuro estariam aptos a auxiliar o paciente num processo de autoconhecimento e, depois, a apontar os conflitos fundamentais responsáveis pela sua doença. (Aqui, eu gostaria de enfatizar que o verdadeiro significado e tradução da palavra doutor, em latim, é "professor-instrutor da vida".) Ao se ministrarem tais remédios, ajudamos o corpo a ganhar força e isso ajudará a serenar a mente. Portanto, proporcionaremos paz e harmonia à pessoa como um todo.

Em decorrência da sua crescente frustração com a ciência médica e da sua convicção de que a medicina deveria ser mais natural e manter-se nos limites da natureza, em 1930 Bach retornou à terra que tanto amava, longe da cidade. Lá, seus estudos levaram-no à descoberta das essências florais.

No decorrer das pesquisas e estudos sobre o histórico, a prática e os usos dos florais e de suas essências, ele constatou que desde tempos imemoriais se empregavam flores com propósitos medicinais, no tratamento das mais diversas enfermidades.

Ele estudou grandes nomes da cura, em especial Hahnemann, fundador da medicina homeopática. Assim como Bach, Hahnemann havia percebido que, ao analisar a postura mental-emocional dos pacientes perante a vida e o meio ambiente, era capaz de descobrir um corolário direto para suas doenças. Bach respeitava o fundador da medicina homeopática por ele haver procurado a resposta às perguntas sobre a cura da doença nas ervas do campo, que não só curariam o corpo, como também atuariam de modo positivo no ânimo e no pensamento dos pacientes.

HISTÓRIA E FILOSOFIA DO DR. EDWARD BACH

Dando-se conta de que as enfermidades se originavam num plano acima do físico e que a busca materialista (cobiça e amor egoísta) tinha um apelo muito forte, Bach acreditava que a maioria dos pacientes estava perdida no plano físico porque perdera de vista a verdade. Depois de estudar a homeopatia (definida como "lei dos semelhantes" ou "o semelhante cura o semelhante"), ele concluiu que a homeopatia limitava-se a permitir que o paciente voltasse à "saúde normal ou homeostase".

A seu ver, isso ainda deixava a desejar, pois não elevava o indivíduo a um nível superior de vida, apenas lhe proporcionava um sentimento de neutralidade ou, em outras palavras, um "grau zero de enfermidade". Nesse estado de neutralidade, a evolução pessoal do ser humano continuaria em retrocesso.

Assim, definir os florais de Bach como remédios homeopáticos é válido até certo ponto. As essências florais são preparadas segundo o método homeopático, ou seja, são "potencializadas na diluição"; entretanto, surtem efeitos "opostos na ação". Partindo da premissa de que a homeopatia baseia-se na "lei dos semelhantes" ou "o semelhante cura o semelhante", vejamos um exemplo. No caso de um envenenamento por arsênico, seria prescrito ao paciente um arsênico homeopático, a fim de ajudar o organismo a eliminar o veneno. Esse procedimento, porém, só faz trazer o corpo de volta ao "grau zero de enfermidade". Os florais, por outro lado, substituem a imperfeição (negatividade) pela virtude, fazendo o corpo passar a um elevado estado de existência. Como já foi dito, a homeopatia consiste em "semelhantes em ação", ao passo que os florais são "opostos em ação". Ou ainda: a lei dos semelhantes *versus* a virtude em substituição à imperfeição (negatividade).

O intuito de Bach era de que o ser humano assimilasse conhecimento suficiente a respeito dos florais para ter a seu alcance um método simples de auto-ajuda, que fosse útil também a familiares e amigos. Ele dizia: "Detecte no paciente o conflito mental ainda não resolvido, dê-lhe o floral indicado para superar seu conflito e transmita-lhe toda esperança e encorajamento que puder. A virtude interior do paciente se encarregará, por si só, do resto. [...] Trate a causa, não o efeito".

Mais tarde, suas pesquisas abordariam um fato conhecido por poucos. Nas gerações anteriores, era costume cultivar um herbário para tratar os familiares com um método natural. Esse conceito de arsenal de ervas ou botica caseiras fez Bach perceber que os florais teriam êxito garantido. Ele também percebia, claramente, a função dos 38 florais que havia desenvolvido e aperfeiçoado — ele encontrara um método de cura simplificado para a humanidade, que servia tanto à gente do campo como à da cidade.

Infelizmente, por força da ciência médica, a população foi persuadida a abandonar a cura natural pelas ervas em prol da saturação química do sistema (com a prescrição de drogas legalizadas), que jamais proporcionará uma cura duradoura.

As essências florais de Bach não são tóxicas nem criam dependência — o usuário não corre o risco de ingerir uma superdose, nem mesmo se tomá-las a intervalos de cinco minutos. Trata-se de uma característica bastante diferenciadora com relação à maioria das drogas prescritas, estas com uma longa lista de efeitos colaterais nocivos devido ao seu alto teor tóxico.

Bach apreciava particularmente a simplicidade dos florais e sua fácil aplicação por profissionais ou leigos. Além disso, trata-se de medicamentos capazes de incrementar e acelerar o tratamento em suas diversas situações.

Na qualidade de consultora, eu acredito que os florais de Bach sejam de grande utilidade para complementar terapias como a terapia corporal, a massoterapia, a psicanálise e a cinesiologia, e para uso em qualquer disciplina profissional.

Por meio da observação de pacientes, tanto seus quanto de outros médicos, e do incansável acompanhamento hospitalar, Bach constatou que a experiência de ajudar outras pessoas era, com raras exceções, um dos maiores prazeres e estímulos da vida. Em outras palavras, as pessoas naturalmente gostavam de ajudar umas às outras. Na visão dele, com os florais, qualquer um podia ter à mão um instrumento simples e eficaz para ajudar o próximo, sem necessidade de ser enfermeiro, médico ou profissional da área de saúde. Só era preciso ter conhecimento das flores e capacidade para se comunicar. Isso habilitaria a pessoa a facilitar a cura de familiares e amigos e, assim, promover amplamente a saúde e o bem-estar no mundo, com a vantagem de não provocar efeitos colaterais adversos. Em conseqüência, ela não teria de se preocupar caso um floral supostamente "errado" fosse tomado. Os florais trazem à tona a virtude do paciente — e acho que levaria um bom tempo para se ter uma superdose de virtude...

Ao se aprofundar no assunto, Bach descobriu que existem três níveis básicos no reino vegetal:

- Plantas venenosas. Incluem a Belladonna e outras plantas noturnas.
- Vegetais. O alimento que ingerimos, incluindo os grãos, as sementes oleaginosas, os legumes e as frutas.
- Flores com propriedades terapêuticas. Plantas que têm o poder de elevar o nível de vida.

A grande preocupação de Bach era a de que os pacientes reconhecessem e eliminassem todas as formas de conflito mental. Ele escreveu que é o conflito mental-emocional que requer atenção prioritária. Da mesma forma, é necessário estudar os mecanismos emocionais dos distúrbios físicos, em vez de mascarar a enfermidade com drogas.

Isso se deve ao fato de a mente ser um "sintoma-guia", de longe, muito mais delicado, sensível e intuitivo do que o corpo denso. Bach recomendava, portanto, que se observasse e se tomasse consciência do conflito mental-emocional, dois procedimentos fundamentais para a seleção do floral mais indicado.

É evidente que os efeitos dos conflitos mentais geram desequilíbrio entre a Natureza e a Alma (o ego), ocasionando o desequilíbrio do corpo. Este deve ser mantido em harmonia universal para o mais perfeito bem-estar de cada indivíduo. Bach insistia que se atentasse aos sintomas iniciais de *stress* ou conflito. Por exemplo, suponhamos que uma criança volte para casa depois da escola e sua mãe perceba intuitivamente que há algo de errado com ela. A mãe não sabe ao certo qual é o problema e pergunta-lhe como se sente, se está tudo bem, como foram as coisas na escola. O melhor a fazer, então, é identificar e tratar o problema o quanto antes, ministrando o floral adequado. Depois, resta esperar e, talvez, cuidar de uma gripe, de um resfriado ou de algo mais grave.

Com o devido questionamento, invariavelmente se chega à causa. No exemplo dado, é muito provável que a criança tivesse enfrentado algum problema na escola. Mas, em caso de dúvida, recorre-se ao Rescue Remedy. Freqüentemente, só é preciso aliviar o *stress* da criança, para evitar reações negativas mais tarde. Quanto mais cedo for ministrado o floral, mais rápida será a recuperação.

Ao observar as correlações e a evolução (ou características) de uma doença, constatei, por experiência própria, que o conflito mental-emocional dá início ao ciclo — o que vai ao encontro da teoria do Dr. Bach. Isso, por sua vez, provoca uma injeção de toxinas emocionais na corrente sangüínea e promove o desequilíbrio químico do sistema.

Numa reação em cadeia, o desequilíbrio bioquímico pode comprometer o equilíbrio do sistema elétrico e do sistema físico. Daí resulta a enfermidade ou, no mínimo, algum sintoma físico a ela relacionado.

Bach notou que até um mero resfriado tem um caráter único, individual. O resfriado ou qualquer outra enfermidade, portanto, não poderia ser tratado de modo eficaz com uma pílula de formulação genérica nem com um método de ação generalizada prescrito pela medicina convencional. Assim, se a causa da doença era individual, ela deveria receber tratamento individualizado, para se chegar a resultados mais favoráveis e duradouros.

Exemplificando, a pessoa doente pode reagir da seguinte forma:
1. Se ela tem um temperamento irritadiço, fica nervosa à toa, queixa-se do barulho, do frio, do calor e assim por diante, escolha Vervain* ou Beech.
2. Se permanece quieta e retraída, prefere isolar-se e lidar sozinha com a enfermidade, Water Violet* ou Clematis* talvez sejam os florais indicados.
3. Se sente necessidade de atenção, deseja companhia, quer que se compadeçam dela, confortando-a e enchendo-a de mimos, pode ser recomendável o uso de Chicory*, Heather ou Star of Bethlehem.

Esse é só um exemplo de como a mais simples enfermidade pode ser emocionalmente complexa. Volto a frisar que não tratamos os males clínicos; nosso interesse não é o distúrbio físico, mas, sim, a pessoa e as atitudes que ela tem. Como preconiza a homeopatia, "trate o paciente, não a doença".

Ou, como dizia o Dr. Bach, "Detecte no paciente o conflito mental ainda não resolvido, dê-lhe o floral indicado para superar seu conflito e transmita-lhe toda esperança e encorajamento que puder, e a virtude interior do paciente se encarregará, por si só, do resto. [...] Trate a pessoa, não a doença; trate a causa, não o efeito".

Introdução

Este livro traz uma relação de fórmulas florais destinadas a beneficiar áreas específicas da vida de pessoas que tenham dentro de si o desejo de serem mais prósperas e produtivas.

As idéias aqui apresentadas destinam-se a ajudar a humanidade a perceber que, em qualquer circunstância, as essências florais têm a capacidade de estimular e realçar os aspectos positivos da personalidade.

Com idéias novas e criativas com respeito ao uso das essências florais, estaremos bem equipados para conseguir o que desejamos da vida; este é um livro do tipo "realize seu desejo". Por exemplo, "Desejo ser bem-sucedido e me destacar"; "Desejo ter mais alegria na vida"; "Desejo ter mais energia", etc.

Compreendendo os florais, podemos realçar o traço característico de qualquer personalidade, para ser mais amável, decidida, proeminente e assim por diante, de maneira a criar um estilo de vida sobre o qual ela tenha mais controle.

Os florais são de grande valor quando usados para superar e dominar obstáculos difíceis na vida. Isso inclui mudar traços indesejáveis da personalidade ou romper hábitos aparentemente impossíveis de abandonar.

As flores trazem à luz a força e o vigor necessários para romper com maus hábitos, esvaziando-nos de todas as mágoas e fracassos do passado e do presente. Muitas vezes os florais triunfam quando todos os outros recursos falharam.

Os florais de Bach são particularmente úteis e valorosos quando temos um longo dia pela frente e pressentimos que ele será desgastante. Basta tomar os florais apropriados antes do amanhecer e ao longo do dia. Isso assegurará a energia e o vigor adequados emocional e fisicamente, para suportar e superar o *stress* de um dia estafante. (É claro que para algumas pessoas todos os dias podem parecer assim.)

Os florais de Bach podem ser um maravilhoso recurso para os que fizeram seu mapa astral ou biorritmo, e que sabem de antemão que poderão estar sujeitos a algumas influências negativas. Essa informação interior permite que tenham tempo para se preparar e municiar-se dos florais adequados, protegendo-se de transformações iminentes. (É melhor a precaução do que a constatação tardia.) Os florais revertem as atitudes negativas, surtindo um efeito do tipo: "Travessia para a Liberdade" — como fez Moisés no Egito.

Este livro contém algumas das idéias que pudemos trazer à luz. Mas esse campo é ilimitado e está aberto para novas introspecções, conceitos e observações.

Como Atuam os Florais

Em cada indivíduo, estão presentes as doze personalidades básicas, muitas delas em estado latente. Agora, no entanto, podemos optar por catalisá-las e acentuá-las, de modo que não se restrinjam a esse número, mas se expandam, abrangendo as virtudes de todos os 38 florais.

Na natureza, as flores guardam a semente que perpetua a vida — o processo combustivo aí encerrado, a que chamamos vida. As flores, voltando-se para o céu, retratam seu dom de reunir o Sol e a Terra. Elas têm o dom de propiciar e promover a comunicação entre o Eu Inferior e o ilimitado poder, conhecimento e sabedoria do Eu Superior. À medida que o Eu Inferior se sintoniza com o Eu Superior, sua manifestação no plano físico também é discernível. Os dois então podem tornar-se Um, salvo se houver uma cisão causada por uma injustiça cometida, um pensamento negativo ou *stress*.

Como os florais são capazes de manter aberto o canal de comunicação entre o Eu Inferior e o Eu Superior, com eles estamos mais preparados para lidar com os grandes e pequenos desafios da vida. E ficamos, assim, aptos a alcançar maior êxito pessoal ou profissional.

Na realidade, os florais não mudam as situações da vida, mas alteram nossa perspectiva e corrigem nossa atitude. Todavia, quando adotamos uma postura positiva, encarando a vida de uma perspectiva mais ampla e flexível, o negativo pode ser facilmente convertido em positivo. Milagres acontecem — e atitude é fundamental.

Grosso modo, os florais teoricamente funcionam porque revertem os movimentos direcionais negativos da psique, expondo-os ao movimento contrário, ou seja, positivo. De início, a mudança positiva não costuma ser percebida devido ao excesso de energia armazenada. Nesse caso, cada dose dos florais reduzirá a negatividade até neutralizá-la. Com a continuidade do tratamento, os atributos positivos se farão perceber: a "assinatura", ou estrutura molecular da flor, determinará a "atitude positiva" peculiar à essência floral. Esse padrão é infundido em suspensão em cada um dos florais.

Não tenho palavras para expressar o amor e o respeito que dedico a essas dádivas da natureza. E concordo plenamente com o Dr. Bach quando diz:

"Que possamos ter sempre no coração a gratidão pelo Criador, que, em toda Sua glória, colocou as ervas nos campos para a nossa cura".

$\mathcal{A}$ Compreensão e a Escolha dos Florais Apropriados

Relacionamos a seguir apenas algumas sugestões de combinações florais em formulações específicas. Incluímos descrições sintetizadas para esclarecer a razão pela qual cada essência floral foi escolhida para fazer parte da fórmula. Para mais informações sobre os usos dos florais, sugiro os livros *O Poder dos Florais de Bach* e *Aplicações Práticas dos Florais de Bach* (ver Bibliografia).

Após selecionar a combinação desejada, leia cuidadosamente sobre os florais sugeridos. Eles podem não preencher suas necessidades momentâneas. Selecione apenas os florais que sejam prioritários no momento. Sugerimos não combinar mais do que seis essências por vez numa fórmula. Às vezes convém atribuir um valor a cada floral, numa escala de 1 a 10, para simplificar a escolha.

Os florais com um asterisco (*) foram chamados pelo Dr. Bach de Os Doze Curadores, por serem as primeiras essências originais. Esses primeiros florais têm um significado muito importante, pois se correlacionam com os doze tipos de personalidade básicos.

Quando a vida se torna estressante, é essa personalidade que inicialmente irá se desequilibrar e sair do controle.

27

Portanto, é imperativo que um dos florais identificados com um asterisco seja incluído na fórmula. Isso está explicado com mais detalhes no livro *O Poder dos Florais de Bach*.

$\mathcal{P}$reparo e Uso dos Florais

Tenha cuidado para não tocar a ponta do conta-gotas do vidro; os florais são muito sensíveis e podem ser facilmente contaminados, absorvendo as vibrações da pessoa.

O conta-gotas e os frascos podem ser reutilizados depois de serem fervidos durante vinte minutos.

Proteja os florais da luz solar e da exposição ao calor e ao frio. Conserve-os longe de aparelhos de raios X, dos fornos de microondas, de computadores e de todo dispositivo de alto poder eletromagnético.

O poder dos florais é ampliado e ativado quando se agita o frasco vigorosamente (excitação molecular). Essa agitação (sucussão) do frasco deve ser feita na vertical, da mesma maneira como flui a energia no nosso corpo. A agitação horizontal provoca uma vibração negativa. Esse procedimento se aplica a todos os métodos de preparação sugeridos a seguir, ou seja, ao frasco de estoque, ao de diluição e ao borrifador.

Tome o floral direto do frasco de estoque, destilando de duas a quatro gotas sob a língua e mantendo o floral na boca por alguns segundos antes de engolir. Uma alternativa é colocar quatro gotas do floral num copo com água e beber a cada cinco minutos, mantendo a água na boca durante alguns segundos antes de engolir.

Se a administração oral não for possível ou a pessoa estiver inconsciente, pingue os florais sobre os lábios ou passe-os atrás das orelhas ou na face interna dos pulsos.

A aplicação mais simples e conveniente de todos os florais consiste em combiná-los de forma apropriada (não ultrapassando mais do que seis essências por vez), num frasco de 30ml com conta-gotas, parcialmente preenchido com água não-destilada. Coloque de duas a quatro gotas de cada uma das essências escolhidas e complete com uma colher das de chá de conhaque ou vinagre de maçã, para preservar a integridade da água e dos florais. No caso de crianças, animais e pessoas sensíveis ao álcool, pode-se optar por não usar o conhaque.

Em casos urgentes, pingue o floral debaixo da língua a cada cinco ou quinze minutos, até que os sintomas melhorem ou se sinta um certo alívio. Caso necessário, procure um médico.

Para resultados imediatos, coloque sob a língua duas gotas do frasco de estoque, ou da diluição em conhaque, e respire profundamente com os lábios entreabertos para que as vibrações dos florais preencham os pulmões durante a inspiração. Segure a respiração por alguns segundos ou até perceber alguma mudança. Pode-se também pingar o floral sobre as palmas das mãos, levá-las em concha até o nariz e inspirar profundamente várias vezes. O conhaque, ao contrário do vinagre e da água, faz com que o remédio se disperse instantaneamente.

Também para resultados imediatos, aplique os florais topicamente por todo o rosto. A cabeça e o rosto são extremamente sensíveis a mudanças emocionais. Continue a esfregar até que a condição aguda ceda.

Sugerimos que toda aplicação tópica seja realizada com essências diluídas em conhaque, uma substância mais penetrante do que a água e, portanto, capaz de atingir um nível mais profundo do "trauma" físico ou emocional.

Caso haja comprometimento local, aplique os florais sobre a área afetada. Por exemplo, se o pescoço estiver dolorido, cansado ou muito tenso, aplique o remédio diretamente na região.

Em situações crônicas ou de longa duração, prepare o floral segundo as instruções acima e tome-o somente quatro vezes ao dia, pingando-o debaixo da língua (de preferência após o raiar do dia e à noite, na hora de se deitar).

Coloque quinze gotas (do frasco de estoque ou da diluição) diretamente na água do banho, sob o jorro da torneira. Essa prática, conhecida no mundo científico como "excitação celular ou molecular", ativa ainda mais a ação dos florais.

Coloque quinze gotas (do vidro de estoque ou de diluição) num pequeno frasco borrifador e borrife qualquer aposento ou lugar com os florais desejados. Isso muda toda a atmosfera da casa ou do trabalho, eliminando energias desarmônicas estagnadas que tenham sido causadas, por exemplo, por uma discussão violenta. Borrife o floral também numa nova moradia, sobre antigüidades ou sobre o dinheiro, para purificá-los. Essa aplicação é ideal para plantas e animais, especialmente pássaros e animais selvagens ou indóceis; para o corpo todo, após o banho; e no caso de haver áreas do corpo particularmente sensíveis, que não toleram o toque, como nos casos de queimaduras de sol. Esse é um método extremamente poderoso e eficiente.

Adicione algumas gotas dos florais em duchas, enemas, bochechos e umidificadores ou purificadores de ar.

No caso de experiências traumáticas, do passado ou do presente, colete suas lágrimas e adicione-as à fórmula pessoal, preparada para esse acontecimento em particular. A coleta e a ingestão de lágrimas constitui um velho método homeopático de direcionamento das emoções. As lágrimas contêm uma imagem holográfica completa das lembranças dolorosas, como ter sido vítima de violência ou sofrer de um sentimento de culpa pela perda de um ente querido. Esse método tem sido extremamente eficaz na cura de padrões pré-programados muito arraigados e recorrentes. Também é especialmente útil no processo de cura da criança interior.

Concluindo, não existe nenhum método impróprio ou incorreto na utilização dos florais de Bach. Também não é realmente necessário fazer a contagem exata do número de gotas. As sugestões apresentadas aqui estão de acordo com os métodos de diluição aceitos e servem meramente como parâmetro. No entanto, as quantias mencionadas provaram ser eficazes. Siga a sua intuição a respeito da dosagem. Lembre-se de que os florais de Bach não têm efeitos colaterais ou tóxicos. Aprecie e reverencie as essências, pois elas constituem verdadeiras "dádivas de Deus".

Que a virtude possa estar com você.

Fórmulas

FÓRMULAS PARA O
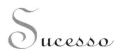
Sucesso

WILD OAT	WILD ROSE	VINE
CLEMATIS*	GENTIAN*	LARCH
CENTAURY*	MIMULUS*	ELM
OAK	RED CHESTNUT	ASPEN
IMPATIENS*	WILLOW	ROCK ROSE*
PINE	CHESTNUT BUD	CHERRY PLUM
HORNBEAM	SCLERANTHUS*	HONEYSUCKLE
BEECH	SWEET CHESTNUT	

Lembre-se, escolha somente os remédios florais que atendam às suas necessidades mais prementes. Não combine mais do que seis essências por vez. Se possível, inclua na fórmula um dos florais marcados com um asterisco (*).

Wild Oat

Wild Oat é fundamental quando se está à procura de um novo emprego. Essa essência ajuda a abrir portas para novas oportunidades. Ela transcende a confusão da vontade e chega ao propósito exclusivo da Alma. A vontade, que nos orienta para a sua meta, não nos dá uma trégua enquanto não conquistamos a posição ou a situação almejada na vida.

Wild Oat também é indicado nos casos em que a pessoa já identificou sua vocação, mas ainda não chegou ao sucesso. Essa essência faz com que surjam mais oportunidades profissionais na vida dela.

Wild Oat apóia e acelera a escolha predeterminada do campo de atuação da Alma, direcionando seu propósito para a Luz e promovendo uma união harmoniosa entre os anseios da Alma, do Eu Inferior e do Eu Superior.

Wild Rose

Wild Rose aumenta o nosso carisma e magnetismo. Também dá vazão a uma personalidade alegre, inocente e não-ameaçadora. Os clientes sentem-se seguros ao se aproximar de vendedores com esse tipo de personalidade, e isso pode fazer com que as oportunidades de venda aumentem.

Vine

Vine incrementa a capacidade de liderança, ao estimular o potencial inato e latente da soberania. Essa essência faz com que a pessoa inspire o respeito de todos.

Revigorado por Vine, você poderá equiparar-se a figuras conhecidas pelo espírito de liderança, e as pessoas "sentirão" em você esse mesmo espírito, quer queira quer não queira. Você tem apenas uma chance para causar uma primeira impressão favorável, portanto, tome Vine. Lembre-se de que um verdadeiro líder sempre respeita outro líder. A mulher, num mundo masculino, deve almejar obter respeito e atenção pelas suas próprias realizações.

Sugerimos Vine quando você for procurar um novo emprego, especialmente se estiver almejando um cargo de gerência ou uma posição de liderança. Ao fazer uma apresentação diante de seus superiores, Vine fará com que você consiga a atenção e o respeito do grupo, pelas suas opiniões.

Clematis*

O floral Clematis* se destina à pessoa que tem o costume de adiar as coisas. Aquela que anda arrastando os pés, preferindo ficar sentada e sonhar acordada com seus objetivos.

A personalidade Clematis* tem de perceber que mesmo os sonhos requerem um certo empenho para serem realizados. Clematis* estimula a produtividade que materializa as grandes idéias dos sonhadores. Tente não se apaixonar por um sonhador, mas, se isso acontecer, dê a ele a essência Clematis*.

Gentian*

A personalidade Gentian* duvida de suas próprias capacidades. Ela desiste facilmente e desanima diante do menor obstáculo, recusando-se a tentar novamente. Gentian* evita que ela caia no derrotismo, na armadilha da dúvida com relação a si mesma. Não há lugar para dúvida quando a meta é alcançar o sucesso. Como diz o autor de *The Mystical City of God*, "Não se deixe importunar pelas dúvidas!"

Gentian* é indicado para as ocasiões em que os negócios vão devagar ou ocorre um contratempo. Por exemplo, quando uma transação é cancelada, adiada, enfrenta impedimentos legais ou se estende devido à demora de um documento.

Não deixe que o seu mundo venha abaixo. Tome Gentian*.

Larch

Larch aumenta a confiança e, dessa maneira, reedifica a auto-estima. Ele estimula a confiança necessária para nos candidatarmos a um novo emprego ou para pedirmos um aumento de salário. Precisamos de autoconfiança para expressar nossas idéias durante um encontro de negócios, na presença dos nossos superiores.

Larch aumenta a auto-estima da pessoa fraca e tímida, para que ela tenha confiança em si mesma e coragem de correr riscos. O sucesso é atingido quando se aprende com os erros e fracassos. Larch infunde confiança para que ela veja o fracasso como parte do processo de êxito.

Larch é decisivo para a pessoa que não se fixa num emprego ou tem dificuldade para voltar ao trabalho após uma ausência prolongada.

Centaury*

O tipo de personalidade Centaury* é o que procura agradar às pessoas, sendo por isso facilmente explorado. Ele constitui um alvo fácil, pois tem grande dificuldade para dizer "Não".

O tipo Centaury* não defende seus próprios interesses. Por exemplo, é passado para trás numa promoção, colocado em turnos indesejáveis ou encarregado de fazer o "serviço sujo".

O floral Centaury* estimula a vontade necessária para que a pessoa defina e mantenha sua posição, exija o que lhe é de direito e tenha força para dizer "Não", quando não quer desempenhar uma tarefa desagradável.

Mimulus*

Mimulus* é indicado para os casos de medo do sucesso, do fracasso, das pessoas, etc. O tipo envergonhado e tímido de Mimulus* tem grande dificuldade para agir num mundo cruel e bruto. Trata-se de uma pessoa meiga e compassiva, que raramente escolhe trabalhos que lhe dêem notoriedade, mas deseja enormemente ser reconhecida pelas suas conquistas.

Elm

Elm é o floral para quem se sente sobrecarregado. Ele é indicado para as ocasiões em que temos trabalho demais; em que metade dos nossos funcionários ou colegas de trabalho está afastada do trabalho por motivo de doença; em que estamos na época mais atarefada do ano e assim por diante.

Tome Elm quando se sentir sobrecarregado e deprimido e a vida pareça estar levando a melhor. A maior virtude de Elm é a capacidade que ele tem de fazer com que nos concentremos numa coisa de cada vez. Primeiro um projeto é finalizado, em seguida outro, sem que fiquemos oprimidos pela enormidade da tarefa.

Oak

Oak ameniza a batalha do dia-a-dia, a luta para chegar ao fim do mês. Oak se destina aos "batalhadores", muitas vezes bem-sucedidos, mas que pagam um preço alto pelo sucesso, desgastando-se além dos limites. O tipo Oak assume cargas muito pesadas, dizendo: "Tenho que dar conta de tudo" ou "O dever acima de tudo".

A pessoa bem-sucedida e confiante não luta, mas adota a postura "olhai os lírios do campo, eles não tecem...". (Lembre-se de que os tubarões são atraídos pelos animais que estão se debatendo. Existem tubarões na vida real, que fatalmente irão atacar uma presa fácil.)

Ver Oak nas fórmulas para a energia.

Red Chestnut

A pessoa que necessita de Red Chestnut é aquela que está sempre preocupada, pensando no pior. Esse tipo terá dificuldade para triunfar num negócio, pois vive se lamentando e se preocupando com cada pequeno detalhe. "E se tal coisa acontecer?" "E se não vendermos o suficiente?", "E se não estivermos preparados para tal coisa?"

O tipo Red Chestnut tem imagens mentais negativas muito vívidas. Lembre-se de que a imaginação torna as coisas reais, pois criar é pensar em movimento. Podemos eliminar essa atitude rapidamente. (Ela é especialmente destrutiva para as pessoas mais próximas e queridas, seja em casa ou no trabalho.)

Devemos considerar o uso de Red Chestnut quando procuramos um emprego, quando estamos cercados de dúvidas do tipo "E se eu não conseguir?" ou "E se eu conseguir?", e temos noites de insônia preocupantes.

O tipo Red Chestnut só pensa no pior e está sempre criando obstáculos. As nossas atitudes e pensamentos devem ser positivos e otimistas, se quisermos alcançar o sucesso. Esse tipo de personalidade tem muitas dúvidas com relação a si mesmo e se preocupa ao extremo, receando até mesmo procurar um emprego.

Aspen

Aspen é especialmente benéfico para a pessoa que fica apreensiva e apavorada antes de entrevistas, por não saber o que a espera. Ela tem a sensação de "frio na barriga", também muito comum no primeiro dia de trabalho num novo emprego. Aspen é recomendado para quem se sente perseguido injustamente no trabalho por um colega ou pelo chefe, ou quando uma sensação desconhecida se avulta, fazendo-o acreditar que seu emprego corre perigo.

Impatiens*

A essência Impatiens* diminui a ansiedade. O tipo Impatiens* costuma ficar ansioso especialmente quando fica impaciente. Por exemplo, enquanto espera o fechamento de um negócio, o recebimento de um cheque ou o resultado de uma entrevista de emprego.

Impatiens* promove a paciência. Quem quer um vendedor impaciente, que force a situação?

Willow

O tipo Willow está sempre reclamando, com pena de si mesmo, e dizendo que os negócios vão mal ou se ressentindo do sucesso de outra pessoa. Ele se sente menosprezado; acha que está recebendo o menor quinhão.

É preciso que esse tipo de pessoa se livre imediatamente do sentimento de que "é um coitado". Lembre-se de que nós criamos ou destruímos com o poder do nosso pensamento. O verdadeiro sucesso na vida jamais será alcançado até que se tenha uma atitude livre de negativismo e ressentimento.

Rock Rose*

Selecione Rock Rose* ao sentir terror ou pânico diante de uma entrevista para um novo emprego. Essa essência é para as ocasiões em que sentimos um medo "mortal". Rock Rose* promove a coragem intrépida, necessária para se pedir um aumento ao patrão ou fazer uma entrevista de emprego.

As palavras-chaves dessa essência são TERROR e PÂNICO.

Pine

O tipo Pine é um realizador que jamais se satisfaz com suas conquistas na vida. Está sempre se punindo e se criticando. Acha que não é bom o bastante. Como resultado, temos uma pessoa que não respeita a si própria e que se coloca abaixo de todos. Está sempre se desculpando, constantemente se desvalorizando e sempre imaginando por que os outros não a respeitam. O sucesso é uma conseqüência do respeito que se tem por si mesmo.

Para se alcançar o sucesso, a prioridade número um é o respeito por si. Se o tipo Pine não achar que é uma pessoa importante e valorosa, as outras pessoas também não acharão.

Além da falta de respeito por si mesmo, o tipo Pine também mostra uma atitude derrotista. Acha que não merece o melhor e que não tem valor. Sente-se como que satisfeito quando tem um golpe de azar ou se defrontar com situações adversas, pois acha que merece uma punição.

Pine é especialmente útil quando a pessoa está se sentindo "imprestável", alguém sem nenhum merecimento ou valor.

Chestnut Bud

Chestnut Bud rompe o círculo vicioso da "má sorte", quando a pessoa parece estar "presa num atoleiro", cometendo sempre os mesmos erros.

Chestnut Bud é ótimo para o aprendizado e a compreensão de novos procedimentos. Isso fica muito claro numa pessoa que parece lenta, a quem temos que ensinar de novo o mesmo procedimento todos os dias. Por exemplo, as primeiras lições no computador ou as novas regras nos negócios.

Chestnut Bud aumenta a atenção. Nos negócios, a atenção é essencial para reconhecermos uma boa oportunidade, especialmente se não somos muito perspicazes e deixamos passar as chances de prosperar.

A pessoa Chestnut Bud se maldiz dizendo: "Fiz de novo! Eu sabia que seria uma boa oportunidade de negócio. Por que não mergulhei de cabeça?!".

Cherry Plum

Cherry Plum é especialmente indicado para vendedores. Ajuda-os a manter o controle sobre a conversa, quando estão com um cliente. Sabe-se que aquele que perde o controle da conversa perde a venda.

Hornbeam

Hornbeam confere o estímulo físico e mental necessário para se pular da cama e enfrentar o dia.

O tipo Hornbeam sofre o tempo todo com uma sensação de cansaço e fadiga, como se alguma parte de sua vida necessitasse de um fortalecimento, em particular sua disposição mental. Muitas vezes esse cansaço é acompanhado da perda de interesse pelo trabalho ou por uma relutância em cumprir as obrigações profissionais. Obviamente, essa atitude mental negativa é mais acentuada quando os negócios vão mal. Nesse caso, a ajuda de Hornbeam é inestimável.

Scleranthus*

Scleranthus* facilita as tomadas de decisão. Por exemplo, a decisão sobre uma mudança de emprego ou sobre futuras aquisições, quer sejam grandes ou pequenas.

Scleranthus* ajuda a pessoa a tomar decisões rápidas e precisas, necessárias para o sucesso nos negócios. Uma deci-

| 44   FLORAIS DE BACH

são rápida e certeira pode evitar que se perca importantes oportunidades de negócio, postas em risco por uma atitude hesitante. (Esse tipo de atitude pode causar fadiga e exaustão. Por isso, veja as fórmulas para a energia.) Isso é o que separa os homens dos meninos e os bem-sucedidos dos fracassados. Se você costuma perder muitas oportunidades por indecisão ou hesitação, tome Scleranthus*.

Essa essência também pode ser usada para ajudar a pessoa a escolher uma entre duas ou mais oportunidades de trabalho. Também é indicada para quem esteja passando pela "crise dos trinta", com uma disposição do tipo "o que eu vou ser quando crescer?" ou que esteja em busca de uma linha de conduta mais satisfatória para a alma. (Ver Wild Oat.)

Honeysuckle

Honeysuckle é para a pessoa que durante um certo tempo foi bem-sucedida, mas que parece ter perdido momentaneamente o "tino"; que está presa ao passado e sempre se reporta às antigas vitórias nos negócios.

Honeysuckle revigora a força de caráter dessa pessoa e estimula o interesse dela pelo momento presente, combatendo a estagnação de viver no passado e aumentando a confiança que ela tem na sua capacidade de ter êxito *hoje*.

Beech

Beech cria uma atitude positiva, otimista, não-crítica, tão necessária ao sucesso e à prosperidade.

A atitude negativa de Beech se evidencia no indivíduo excessivamente crítico, perfeccionista e que reclama muito, preocupado com a perfeição e o bem-estar alheios, quando deveria estar mais atento ao seu próprio crescimento pessoal.

Sweet Chestnut

Sweet Chestnut protege contra uma derrocada total no trabalho. Tome Sweet Chestnut quando se sentir numa situação sem saída, numa transação, ou quando estiver com um cliente incapaz de finalizar um acordo.

FÓRMULAS PARA

Atrair novos relacionamentos

WILD OAT	WILD ROSE	CERATO*
CHESTNUT BUD	SWEET CHESTNUT	ROCK WATER
GORSE	MUSTARD	IMPATIENS*
BEECH	VERVAIN*	AGRIMONY*
MIMULUS*	WHITE CHESTNUT	HONEYSUCKLE
RESCUE REMEDY	LARCH	PINE
	HEATHER	

Wild Oat

Wild Oat propicia novas oportunidades, sejam elas no âmbito pessoal ou nos negócios. Se o seu maior interesse é travar um relacionamento com alguém especial, esta essência direciona e canaliza as energias de sua vida para atrair essa pessoa. Wild Oat abre novas portas.

Wild Rose

Wild Rose tem a capacidade de tornar as pessoas mais contentes por estarem vivas. Ele cria uma alegria e uma felicidade infantis, aliviando as responsabilidades emocionais e as pressões da vida adulta.

Wild Rose atrai mais relacionamentos, pois faz com que a pessoa séria, realista demais ou pessimista passe a ser mais positiva e feliz. A seriedade pertence ao Ego, a felicidade ao Espírito.

Wild Rose confere a capacidade de aproximar e atrair. As pessoas que o conhecerem se sentirão mais à vontade conversando com você e sentirão prazer com a sua companhia.

O floral Wild Rose diminui o sentimento de apatia que resulta da crença de que a pessoa certa para você não existe. Se, durante algum tempo, você buscou um relacionamento especial, muito provavelmente já viveu, até certo ponto, esse estado de resignação.

Wild Rose desperta você e o conecta com o Espírito interior. De algum modo, quando estamos felizes, a busca por aquele parceiro especial não nos parece mais tão importante. Simplesmente confiamos mais no Espírito e vivemos em paz, seguros, acreditando que a pessoa especial aparecerá quando estiver pronta.

Wild Rose torna as pessoas mais amorosas.

Cerato*

Cerato* é perfeito para a pessoa que costuma agir como tola, que entra de cabeça nos relacionamentos ou deixa que tirem vantagem dela, travando relacionamentos com tipos dominadores e manipuladores.

Cerato* se destina às mulheres que se apaixonam demais. Esse tipo de pessoa é facilmente desviado dos caminhos que traçou para si, desistindo dos estudos ou dos amigos por causa do amor. É do tipo que fica boba de amor.

Chestnut Bud

Chestnut Bud muda velhos hábitos, tais como namorar ou casar mais de uma vez com o mesmo tipo de pessoa. Não há mérito algum em se fazer algo errado ainda que feito com muito ardor. O melhor mesmo é mudar e fazer a coisa certa com menos esforço.

Chestnut Bud aumenta a consciência para que aprendamos com as lições do passado e façamos a coisa certa já da primeira vez.

Sweet Chestnut

Sweet Chestnut ajuda a pessoa a manter o nível de energia por mais tempo, para um ato amoroso mais agradável.

Rock Water

Rock Water suaviza a pessoa muito séria, obstinada, excessivamente frugal, aferrada ao seu modo de ser; aquela que tende a ser muito inflexível e presa a regras, teorias e valores comprovados. Não é agradável estar com uma pessoa que não se curva na vida. As pessoas são feitas de carne e osso e o tipo Rock Water se esquece da ternura e da compreensão.

As pessoas necessitam de cuidado e compreensão. Essas qualidades são essenciais para uma relação de carinho bem-sucedida. Uma pessoa compreensiva e prestimosa será mais atraente que uma polida estátua de pedra, que pode ser um colírio para os olhos, mas com quem é impossível conviver.

Rock Water é particularmente indicado para a pessoa que, no trabalho, faz o tipo executivo durão. Infelizmente, essa atitude não funciona em casa. Essa essência suavizará a carapaça externa rígida, expondo a pessoa amorosa que se protege por trás dela. Rock Water faz com que a pessoa passe a "fluir" com a vida.

Essa essência também é indicada para o fanático religioso, cuja vida é pautada por regras.

Gorse

A pessoa Gorse é um retrato vivo da desesperança, freqüentemente denunciada pelas olheiras escuras, que expressam a total falta de "fogo" ou de vida dessa pessoa. O indivíduo não possui mais o magnetismo necessário para atrair os outros.

A aplicação tópica de Gorse e Mustard para clarear as olheiras, concomitantemente com o uso interno, provou ser extremamente eficaz.

Mustard

Mustard ilumina qualquer situação, trazendo de volta aos relacionamentos um raio de sol.

O floral Mustard também alivia a tensão pré-menstrual. As mulheres que sofrem desse mal sabem o quanto a tensão pré-menstrual pode desgastar um relacionamento.

Mustard geralmente é a essência usada em indivíduos do tipo melancólico, freqüentemente com olheiras.

Impatiens*

O tipo de personalidade Impatiens* é muito impaciente e crítico. Quer sempre fazer as coisas por si mesmo. Ninguém mais é eficiente ou bom o bastante. É o solitário, que prefere fazer tudo sozinho.

A personalidade Impatiens* precisa aprender a ser mais paciente, e permitir que os outros progridam em seu próprio ritmo. Ninguém é perfeito.

Beech

O tipo Beech é muito intolerante e crítico com os outros. Não é exatamente uma alegria tê-lo por perto. Ele implica o tempo todo. Exige perfeição e ressalta o lado negativo de tudo.

Esse tipo de pessoa em geral vive sozinho. As outras pessoas não são capazes de corresponder aos seus elevados padrões, em seu modo de se vestir, de viver ou de prestar culto a Deus.

Vervain*

O tipo Vervain* é muito sério e categórico. É assim em tudo: na política, no trabalho, na religião. Está sempre lutando por alguma causa. Para completar, é fanático por trabalho. Ele não se diverte e também não diverte ninguém que está ao lado dele.

A essência Vervain* o "esfria" um pouco e o torna menos categórico. O tipo Vervain* precisa fazer uma pausa para descansar, em vez de trabalhar tanto. Ele tem de aprender a se divertir. Se você só trabalha e nunca se diverte, isso faz de você uma pessoa enfadonha.

Agrimony*

Agrimony* aquieta a alma, inspirando uma sensação de paz e tranqüilidade. Essa essência ajuda a pessoa a se sentir tranqüila e à vontade, ao se encontrar com alguém pela primeira vez.

Agrimony* cria um clima para uma conversa gostosa, facilitando a comunicação e deixando a pessoa mais calma diante da expectativa de um primeiro encontro.

Heather

O floral Heather acalma o torvelinho de emoções desenfreadas, ocasionadas pelas discussões durante um processo de divórcio ou de separação.

O tipo Heather precisa falar menos de si próprio. Falar sem parar cansa a paciência de qualquer um, afastando as pessoas e diminuindo a possibilidade de um novo relacionamento.

Mimulus*

Mimulus* dá mais coragem especialmente ao tipo tímido e envergonhado, que tem medo das pessoas, do fracasso ou da rejeição, o que faz com que ele não se arrisque em nada. Temos que pedir para receber, pois os outros não podem ler nossa mente. Declare-se.

White Chestnut

White Chestnut aquieta a mente quando estamos absortos em pensamentos relacionados a um "novo amor" ou ensaiando o que dizer antes de nos declararmos.

Honeysuckle

O tipo Honeysuckle está sempre se lembrando de seus antigos relacionamentos. Honeysuckle ajuda a pessoa a apreciar o momento presente. A vida está logo adiante, não no passado.

Novos amigos ou pretendentes não estarão muito interessados em ouvir conversas sobre velhos relacionamentos. Você não estará agradando ao agir dessa maneira; com certeza, esse não é um dos melhores assuntos para uma conversa.

Rescue Remedy

O Rescue Remedy é uma necessidade no primeiro encontro, pois diminui o nervosismo típico dessas ocasiões.

Larch

Larch traz confiança para se marcar um encontro com alguém. É preciso pedir para receber.

Pine

Pine propicia o respeito por si mesmo. Você precisa se respeitar se busca um relacionamento com alguém que o respeite.

O tipo Pine está sempre se desculpando, dizendo que sente muito, mesmo quando não se trata de uma falha dele. Ele jamais se sente bom o bastante. Só podemos atrair o que demonstramos externamente. O tipo Pine freqüentemente atrai pessoas que, como ele, só travam relacionamentos abusivos.

Ver Pine nas fórmulas para o sucesso.

FÓRMULAS PARA

Romper relacionamentos

WATER VIOLET*	STAR OF BETHLEHEM	CERATO*
HEATHER	CHICORY*	CENTAURY*
MIMULUS*	WALNUT	AGRIMONY*
HONEYSUCKLE	WILLOW	HOLLY
SCLERANTHUS*	CHERRY PLUM	RESCUE REMEDY
WILD ROSE	ELM	WHITE CHESTNUT
CRAB APPLE		

Water Violet*

Water Violet* libera a tristeza, a mágoa, o pesar. Embora a mágoa seja um processo necessário quando se perde um ser amado ou se passa por um divórcio ou separação, é importante que esse tipo de sentimento seja liberado e dissolvido.

A mágoa deve ser trabalhada. Não se pode ignorá-la ou esperar que ela passe naturalmente. Ela fica entranhada dentro das células, queimando e corroendo por toda a vida.

Water Violet* é capaz de liberar e dissolver a mágoa, mesmo que ela tenha sido guardada ou ocultada durante muito tempo.

A mágoa é trazida à tona por meio das lágrimas. (Ver o capítulo sobre os florais reativos.)

Star of Bethlehem

Star of Bethlehem suaviza o trauma causado pela perda de um ente querido, seja por morte ou por divórcio.

Star of Bethlehem é um floral que proporciona consolo, especialmente durante aquelas intermináveis noites de solidão, quando a dor parece insuportável. Tome algumas gotas desse floral e braços consoladores o envolverão e acalentarão a noite toda, assegurando um sono repousante e tranqüilo.

Durma segurando o frasco dessa essência, pois isso lhe dará conforto durante a noite toda.

Cerato*

A ingenuidade é a palavra-chave para o tipo Cerato*. Essa personalidade é facilmente explorada e coagida pelas pessoas dominadoras.

Cerato* estimula a coragem emocional e a energia. A personalidade Cerato* precisa de mais vigor para se ver livre de um parceiro dominador.

Cerato* cria uma atitude imperturbável, que ajuda o indivíduo a comunicar suas decisões. Mas cuidado! Os manipuladores vão prometer as estrelas. Dirão que não irão mais mentir, beber, tomar drogas ou maltratar você. Lá no fundo, o tipo Cerato* sabe que o que está ouvindo não é verdade. Se cair de novo nessas histórias, mais uma vez será feito de bobo.

Cerato* é a essência indicada sempre que a pessoa está se deixando vitimizar por causa do amor. Todo mundo já se sentiu "bobo de amor" alguma vez na vida.

Cerato* é o floral perfeito para as "mulheres que amam demais".

Heather

O floral Heather libera a pessoa que vive num torvelinho de emoções obsessivas. Ele proporciona um desligamento emocional saudável, especialmente ao longo dos processos de divórcio ou separação.

O tipo Heather é predominantemente do sexo feminino. Fala demais com todo o mundo. Fala de suas desgraças muitas e muitas vezes. Quanto mais fala, mais sua situação se complica. As pessoas passam a evitá-lo, pois logo se cansam de ouvir as suas velhas histórias.

Chicory*

O floral Chicory* promove a virtude do amor desinteressado e desprendido, tão necessário quando é preciso se separar de alguém que se ama, pois a liberdade é a mais preciosa dádiva que uma pessoa pode dar à outra.

Chicory* afrouxa os laços desse "amor humano". É o agente libertador que ajuda a pessoa a não ser dependente do ponto de vista emocional e a deixar que o ser amado siga sua própria vida.

O tipo Chicory* negativo é um verdadeiro manipulador de índole possessiva. Ele quer controlar os outros e faz isso demonstrando um temperamento irascível e usando armas como a raiva, chantagens emocionais, o silêncio ou qualquer jogo emocional que o ajude a ter o controle.

Centaury*

O tipo de personalidade Centaury* não sabe dizer "Não". É fácil persuadi-lo ou convencê-lo de qualquer coisa. Ele também não sabe ficar só. Por isso é incapaz de se divorciar ou de se separar de um parceiro dominador, que reluta em deixá-lo seguir sua vida.

O tipo Centaury* geralmente é aquele que continua casado por causa dos filhos. É um verdadeiro servo da humanidade. Infelizmente paga um preço muito alto por isso. Assim como Cerato*, o Centaury* é facilmente explorado.

O floral Centaury* aumenta a força de vontade, tornando a pessoa capaz de enfrentar os outros e de lutar pelos seus direitos, permanecendo firme e estável. É uma essência especialmente indicada durante os acordos de divórcio.

Mimulus*

O tipo Mimulus* é excessivamente tímido e envergonhado, além de ter muitos medos. Ele teme a solidão, o castigo, as pessoas e o próprio medo.

Mimulus* é o tipo que suporta pessoas abusivas como alcoólatras ou viciados, que agridem e ofendem com palavras (como Centaury* e Cerato*). Mimulus* teme pelo seu relacionamento e tem medo da solidão.

Para ter coragem, tome Mimulus*. O medo é ilusão. Apenas cria amarras e controle.

O tipo Mimulus também é facilmente explorado, assim como o tipo Cerato* e Centaury*, e não sabe se defender.

Em geral, esse tipo dorme mal.

Walnut

Walnut equilibra o casal que se separou e está se adaptando à vida de solteiro. Eles têm de encarar todas as mudanças e ajustes provocados pelo rompimento: um novo modo de viver; dormir sozinho na cama, a separação dos filhos e todas as várias complicações envolvidas na problemática do divórcio.

Walnut cria uma "zona neutra" que protege o cônjuge que esteja sendo atacado verbal ou mentalmente pelo outro, que é contra o divórcio. Walnut é especialmente útil para as pessoas mais frágeis, pois as protege das influências externas.

Walnut ajuda a afrouxar o vínculo entre os parceiros, especialmente se um deles se recusa a deixar o outro e está determinado a manter a relação.

Durante o divórcio, convém dar Walnut para todos os membros da família, até mesmo aos animais e às plantas. O *stress* da mudança afeta todos os seres vivos.

Agrimony*

Agrimony* ajuda a pessoa que tem dificuldade para encarar o fato de que o relacionamento acabou. Essa pessoa nega até mesmo que haja um problema com o parceiro.

O floral Agrimony* leva a pessoa a confrontar, discutir e comunicar racionalmente os assuntos em pauta. Sem comunicação não há relacionamento.

O tipo Agrimony* é incapaz de discutir abertamente seus sentimentos mais íntimos. Ele se afasta das disputas e prefere fugir da situação a discutir o problema.

Convém dar Agrimony* às duas pessoas envolvidas numa discussão (em especial à que tem dificuldade para falar de seus sentimentos). Isso fará com que elas se abram e discutam abertamente sobre seus verdadeiros sentimentos, parando de se esconder atrás de máscaras.

Honeysuckle

O tipo Honeysuckle é aquele que fica relembrando os velhos tempos; nesse caso, as virtudes do parceiro anterior.

Honeysuckle mantém a consciência no tempo presente. Esse floral libera os relacionamentos do passado, voltando a atenção da pessoa para outro ser desejado.

Willow

Willow dissolve o ressentimento. Os ressentimentos causados por relacionamentos passados precisam ser eliminados. Do contrário, eles se alojam dentro das células, vindo à tona quando antigos condicionamentos emocionais são acionados.

Willow dissolve suavemente os ressentimentos do passado e do presente, permitindo que o relacionamento seguinte comece sem excesso de bagagem; nesse caso, os velhos ressentimentos.

Ver o capítulo sobre os florais reativos.

Holly

Holly libera a raiva e outras emoções negativas. Quando se rompe um relacionamento, freqüentemente surge muita raiva e outras emoções negativas. A raiva, o ciúme, o ódio, a humilhação e outras emoções negativas às vezes acompanham o processo de divórcio. Assim, evite tudo isso tomando Holly durante todo o processo e também depois, quando o trauma e a mágoa já tiverem passado. A raiva deve ser tratada e eliminada antes que se inicie um novo relacionamento.

A pessoa encolerizada está, na verdade, expressando a necessidade que sente de ser mais amada. A raiva chama a atenção das outras pessoas e qualquer atenção é melhor do que ser ignorado ou se sentir "inferior". Os dois parceiros devem tomar Holly. Se o casal for bastante forte e honesto para perceber a verdadeira mensagem por trás da raiva, poderá evitar o divórcio e curar as feridas causadas pelo relacionamento.

Compreenda a raiva, em vez de combatê-la. Ela não é a causa, mas uma conseqüência.

Holly é um dos florais reativos.

Scleranthus*

Scleranthus* ajuda a pessoa a tomar uma decisão precisa, quando é crucial que ela faça um juízo adequado do relacionamento. (Em geral, os florais abrem canais superiores, criando uma comunicação espiritual clara e precisa.)

Se a questão é decidir quem está certo ou errado, se é hora de se divorciar ou de se casar, Scleranthus* torna o caminho menos tortuoso, orientando a pessoa para a direção certa.

Cherry Plum

Cherry Plum acalma o tipo histérico e equilibra o controle mental e físico. Cherry Plum deve ser tomado alguns dias antes de se entrar com um pedido de divórcio, para que não se perca o controle nos momentos de tensão.

É indispensável a compreensão de Cherry Plum como floral reativo.

Rescue Remedy

Nunca se deve esquecer do Rescue Remedy, especialmente durante uma confrontação. Essa essência ameniza as situações tensas e acaloradas.

A seção sobre como atrair relacionamentos pode oferecer algumas idéias sobre como se ajustar ao divórcio e a uma nova vida.

Wild Rose

Wild Rose atenua a tristeza causada pelo divórcio. Ele cria também uma sensação de mais alegria, especialmente quando a pessoa é tomada pelo sentimento de fracasso ou de que não há nada que possa fazer para salvar o casamento. (Ver Wild Rose nas fórmulas para atrair novos relacionamentos.)

Elm

Elm alivia a sensação de peso causada pela separação e por todas as complicações que a acompanham, incluindo a partilha de bens, a custódia dos filhos e todas as outras mudanças e adaptações constrangedoras e deprimentes que acompanham essas situações.

Elm ensina que podemos conquistar "qualquer coisa a seu tempo", se mantivermos uma perspectiva apropriada.

White Chestnut

White Chestnut alivia os pensamentos que teimam em não sair da mente e os argumentos mentais que surgem nas idas ao fórum, no interrogatório dos advogados durante os acordos, etc. Essas coisas perturbam a vida, a concentração e o sono.

Crab Apple

Crab Apple livra o corpo do acúmulo de toxinas emocionais, geradas durante as intensas discussões do divórcio. O Dr. Bach sugeria Crab Apple sempre que houvesse uma discussão em família. Podemos borrifar o ambiente com Crab Apple, limpando qualquer resquício de emoções negativas.

Para quem está vivendo uma separação desgastante, sugerimos a leitura do capítulo sobre depressão.

FÓRMULAS PARA

Romper velhos hábitos (e também para perder peso)

CHESTNUT BUD	CRAB APPLE	MIMULUS*
WALNUT	AGRIMONY*	CHERRY PLUM
CLEMATIS*	CENTAURY*	IMPATIENS*
CHICORY*	MUSTARD	OAK
GENTIAN*	SWEET CHESTNUT	WILLOW
CERATO*	HOLLY	PINE
HEATHER	GORSE	WILD ROSE

Chestnut Bud

Chestnut Bud rompe hábitos de qualquer tipo: fumar, comer ou beber demais, ou qualquer padrão que venha a se tornar um hábito.

O floral Chestnut Bud eleva o nível de consciência, ajudando a pessoa a aprender com os erros que comete na vida, para que eles não sejam repetidos.

Crab Apple

Essa essência floral ajuda o organismo a liberar toxinas provenientes do uso de substâncias tóxicas tais como drogas e álcool ou do abuso de alimentos nocivos, entre eles o açúcar. O acúmulo deve ser reduzido e as toxinas, eliminadas.

A redução das toxinas reduz o peso e as dimensões do corpo. Depois de depuradas as toxinas, o corpo estará apto a eliminar os estimulantes com mais facilidade. Por fim, com a redução dos estimulantes, a substância tóxica passa a ter muito menos afinidade com o corpo físico.

Crab Apple melhora a auto-imagem. Isso é particularmente verdadeiro quando a pessoa está com excesso de peso ou se sente suja por fumar, usar drogas ou sentir algum tipo de emoção negativa.

Em alguns casos, essa essência ajuda o intestino a funcionar melhor, em decorrência da limpeza que promove no trato digestivo. Os nutricionistas freqüentemente chamam a atenção para a necessidade de se normalizar a atividade intestinal para garantir uma perda de peso constante. (Ver o capítulo sobre os florais reativos.)

Mimulus*

Mimulus* resolve os problemas enraizados, como os medos relacionados à perda de peso:

O medo subconsciente da perda do corpo físico.

O medo de ter menos poder. (O peso e o tamanho do corpo são símbolos de vigor e saúde.)

O medo de ser aceito ou rejeitado.

O medo de ser fisicamente atraente, de abrir a Caixa de Pandora das paranóias e inseguranças que envolvem os relacionamentos.

O medo da mudança e do terrível desconhecido.

Mimulus* acalma o fumante que tem medo de ganhar peso quando parar de fumar. Ele prefere fumar a ficar com excesso de peso. A vaidade vem em primeiro lugar. É muito melhor ter um lindo corpinho.

FÓRMULAS PARA ROMPER VELHOS HÁBITOS

Para que o viciado em drogas tenha coragem para enfrentar a gozação por parte dos antigos colegas, convém administrar Mimulus*.

Walnut

Walnut equilibra as emoções nos períodos de transição, quando se decide parar de fumar, mudar a alimentação ou deixar de usar drogas.

Walnut protege a pessoa contra as influências externas, como no caso de "amigos" que tentam seduzir ou sabotar os esforços da pessoa, na tentativa de afastá-la de sua meta.

Agrimony*

O tipo Agrimony* "acumula" emoções. Esse floral é indicado para a pessoa que guarda e oculta suas emoções, não comunicando seus problemas com comida, bebida ou drogas.

O tipo Agrimony* é o que costuma dizer: "Sinto-me inchado e estufado o tempo todo".

Esse tipo esconde seus problemas e sofrimentos atrás de uma fachada de contentamento; porém, a portas fechadas, faz uso de drogas ou come demais.

Cherry Plum

Cherry Plum aumenta o autocontrole diante de uma tentação (cigarros, comida, drogas ou álcool).

Essa essência é imprescindível para quem quer abandonar o vício das drogas ou do álcool. Cherry Plum libera a alma do "espectro" das drogas e é recomendado sempre que um hábito exerce controle sobre a pessoa.

Veja o capítulo sobre os florais reativos.

Clematis*

Clematis* acaba com a hesitação e o adiamento. É a essência recomendada para a pessoa que repete a mesma cantilena o tempo todo: "Vou começar meu regime amanhã", "Vou parar de fumar quando esse maço acabar". Promessas e mais promessas.

Clematis* concentra os pensamentos na ação. Também aumenta a autodisciplina e, dessa forma, faz com que a pessoa persista (em seu programa de exercícios, na dieta, na decisão de parar de fumar), sem cair na tentação de desistir.

Centaury*

Centaury* aumenta a força de vontade. Ele dá à pessoa força para dizer "Não!", quando se sentir tentada a comer ou beber demais ou a fumar. Se o problema é a falta de força de vontade, tome Centaury*.

Impatiens*

Impatiens* acalma o fumante agitado e a pessoa ansiosa, que vive "beliscando". Essa essência é também para aquele que tem o hábito de abrir a geladeira a cada cinco minutos.

Se o nervosismo é a causa mais importante desse hábito, então Impatiens* é a essência mais indicada.

Impatiens* ajuda a pessoa que fica muito impaciente para perder peso ou para se livrar de qualquer hábito pernicioso. Se os resultados não aparecem depressa, o tipo Impatiens* logo desiste.

Chicory*

A personalidade Chicory* é obsessiva e resiste em deixar de comer demais ou a abandonar o vício do álcool, das drogas ou do cigarro. Chicory* a liberta.

Um outro aspecto dessa personalidade é seu caráter manipulador. Ela tende a envolver a outra pessoa e a coagi-la, chorando, ficando encolerizada, bancando a vítima e aproveitando para lembrar tudo o que fez por ela no passado. Nada detém o tipo Chicory* na sua ânsia de satisfazer seu vício ou controlar a outra pessoa.

Mustard

Mustard corrige o ganho de peso causado por desequilíbrios hormonais ocorridos na gravidez e nos estados depressivos.

Mustard é indicado quando o ganho de peso, acima dos 50 anos, torna-se um problema, em particular quando acompanhado de um estado depressivo em decorrência de mudanças na vida. (Ver o capítulo sobre depressão.)

Oak

Oak reduz o "efeito couraça". A mulher parece mais propensa a criar essa "couraça" de proteção do que o homem, especialmente aquela que tem uma carreira e precisa suportar os fatores estressantes do mundo dos negócios.

O tipo Oak batalha muito na vida. Pode ser que não batalhe apenas pela sobrevivência, mas para abandonar um hábito. Essa espécie de desgaste ou luta manda sinais ao sistema de defesa do corpo, dando-lhe a sensação de estar sendo "atacado". O organismo responde criando uma camada de gordura para proteger o corpo de influências externas. Oak suaviza essa luta. Quando o corpo não mais necessita de uma camada de proteção, ele a descarta.

Oak pode ser aplicado diretamente na região do corpo em que se deseja uma redução, como os quadris, as pernas ou a barriga.

Gentian*

Indica-se o floral Gentian* para a pessoa que se sente desanimada e desestimulada, em particular diante de um programa que exija disciplina, como, por exemplo, uma dieta alimentar para redução de peso ou uma desintoxicação.

Gentian* é ótimo para a pessoa que está de "baixo astral". Por exemplo, a fase de depuração, após um programa de desintoxicação, quando a pessoa não está conseguindo "resistir". Podemos usar Gentian* sempre que precisarmos de um reforço emocional ou mais energia.

O tipo Gentian* em geral se sente desestimulado mesmo diante de uma pequena demora ou retrocesso. Esse tipo sente que não é bom ou forte o bastante, desistindo mesmo antes de tentar.

Sweet Chestnut

Sweet Chestnut é especialmente eficaz para se enfrentar uma crise de abstinência ou para os primeiros dias depois da decisão de se abandonar um hábito, quando parece que se chegou aos limites da resistência. Também é útil quando a pessoa tem a sensação de que vai morrer se não fumar ao menos mais um cigarro, se não cheirar ao menos mais uma dose ou não comer ao menos uma garfada a mais de comida. Essa é a hora de tomar Sweet Chestnut.

Sweet Chestnut aumenta o vigor mental e físico, dando a resistência necessária para superar os vícios.

Willow

Willow dissolve o ressentimento. Pode ser que surjam ressentimentos quando a pessoa precisa abandonar velhos hábitos, privar-se de alguns tipos de alimento ou de nicotina, álcool ou drogas. É a atitude "pobre de mim...", sempre acompanhada do sentimento de que se está recebendo um castigo.

Definitivamente, Willow é necessário quando alguém é coagido a abandonar um hábito porque algum ente "querido" quer. Quando a liberdade de escolha e as opções são usurpadas, sempre surgem ressentimentos. O sentimento de inferioridade ou de não ser bom o bastante também gera ressentimentos. Isso também dá margem a reações do tipo: "Como você se atreve a querer que eu pare de comer se você não consegue parar de fumar?" Até que o conflito seja resolvido, a pessoa não consegue abandonar o hábito definitivamente.

Cerato*

O floral Cerato* dá firmeza emocional — uma atitude do tipo: "Nada irá me deter ou me desviar outra vez" ou "Já tomei minha decisão". Em resumo, permite que a pessoa permaneça no caminho traçado, cumprindo a dieta ou mantendo-se longe das drogas. O tipo Cerato* é uma pessoa influenciável e pode ser persuadido a romper seu compromisso de abandonar um hábito.

Holly

Holly promove o amor por si mesmo. É preciso ter respeito, estima e gratidão pelo corpo (o nosso templo). O ódio por si mesmo (a autocrítica ou a crença de que alguma parte de nós é feia ou sem atrativos) é uma atitude destrutiva e diminui o brilho da Alma. A derrota é inevitável. Pensamentos e palavras criam coisas. Até que o conflito interno seja resolvido e a pessoa se aceite, ela não terá o corpo que quer.

O nosso peso ideal não corresponde ao das modelos das revistas. Aceite-se pela verdadeira beleza e dádiva que você é. A felicidade verdadeira só se conquista por meio da autoaceitação. Quando você se aceitar e o conflito estiver resolvido, seu peso ideal será restabelecido.

Pine

Pine promove o respeito por si mesmo. Uma autocrítica e desvalorização constantes inspiram na pessoa o sentimento de "não ser boa o bastante", de não ter valor ou merecimento, e isso só leva à autodestruição e ao fracasso.

O respeito por si próprio é essencial se você pretende abandonar qualquer hábito.

Heather

Heather é o floral que preenche lacunas. A pessoa que sente falta de amor tenta preencher essa lacuna cultivando hábitos destrutivos, como o excesso de cigarros, de comida, de drogas ou de sexo. Ela clama por amor e atenção e, quando não consegue receber esse amor, vale-se de outra coisa para preencher a lacuna, na esperança de se sentir completa novamente.

Gorse

Gorse alivia a sensação de desesperança. Esse estado de ser se origina quando a pessoa se sente só e desligada de seu Poder Superior e se pauta no conhecimento limitado do mundo, crendo que nada mais pode ser feito.

Wild Rose

Wild Rose substitui a apatia pela espontaneidade. Antes que qualquer hábito possa ser abandonado, a pessoa tem de ter a alegria de saber que será bem-sucedida. A atitude do tipo "Vou começar uma nova dieta, mas sei que não vai funcionar" deve ser erradicada. Tome Wild Rose e ele tornará tudo divertido, como se a sua vida fosse uma vitoriosa aventura.

FÓRMULAS PARA

Estimular o aprendizado

RESCUE REMEDY	CLEMATIS*	SWEET CHESTNUT
CERATO*	CHESTNUT BUD	MIMULUS*
AGRIMONY*	SCLERANTHUS*	WALNUT
GENTIAN*	WHITE CHESTNUT	HEATHER
PINE	ELM	

Rescue Remedy

Muitas vezes, tudo o que a pessoa precisa fazer é tomar o Rescue Remedy. O *stress* é o fator-chave na maioria dos casos em que se tem dificuldade de aprendizado.

O *stress* dificulta a transmissão neurológica, obrigando o organismo a mandar mais energia para a região posterior do cérebro. Isso faz com que a pessoa fique o tempo todo no estado "ataque ou fuga", que é o estado mental de quem está com medo ou entrou em pânico. A essa altura, o aprendizado já estará comprometido e assim permanecerá até que o nível de *stress* seja reduzido.

O Rescue Remedy é o melhor floral para o alívio do *stress*.

Clematis*

Clematis* aumenta a concentração e deixa a pessoa mais alerta. Ele a ajuda a manter na memória as lições aprendidas e a concentrar a atenção por mais tempo, especialmente se houver tendência para a divagação.

Clematis* é benéfico para todas as faixas etárias, desde crianças da pré-escola até estudantes universitários. É especialmente útil quando se precisa estudar durante as primeiras horas da manhã ou nos finais de semana, ou finalizar um projeto.

Essa essência é para as pessoas que costumam "empurrar tudo com a barriga" e têm consciência disso.

Clematis* e Sweet Chestnut, quando combinados, compõem uma fórmula especialmente poderosa e energética. Clematis* aumenta a capacidade de concentração e memorização, e Sweet Chestnut revigora a energia física e mental necessária para a conclusão de um trabalho.

Sweet Chestnut

Sweet Chestnut é indicado para os casos de esgotamento mental. De todos os florais, Sweet Chestnut é o mais poderoso. É excelente para os finais de semana em que é preciso realizar uma verdadeira maratona de estudos. Sweet Chestnut aumenta a resistência, intensificando a energia mental e física. Com Clematis*, que aumenta a concentração e clareia os pensamentos, tem-se uma excelente fórmula para manter a pessoa em estado de alerta.

Clematis* e Sweet Chestnut não devem ser tomados na hora de ir para cama, a menos que se queira permanecer em estado de alerta.

Cerato*

Cerato* é especialmente útil quando se quer estudar um assunto sem interrupções e sem distrações, concentrando-se unicamente no assunto em questão. Essa essência é especialmente indicada para pessoas que costumam se distrair com influências externas.

FÓRMULAS PARA ESTIMULAR O APRENDIZADO

Por fatores fisiológicos, os meninos costumam encontrar mais dificuldade para aprender num ambiente barulhento e agitado do que as meninas. (Isso é mais evidente nos primeiros anos escolares.) Isso não significa que os meninos sejam menos inteligentes do que as meninas. Apenas que precisam de mais tranqüilidade e silêncio para estudar.

Chestnut Bud

Chestnut Bud ajuda a pessoa a aprender com os próprios erros, evitando repetir a mesma lição. Essa essência faz com que ela conserve na lembrança as lições vividas no dia-a-dia, assim como as lições de vida, e a ajuda a romper padrões negativos, como o de voltar à escola todos os dias, sem se lembrar de nenhuma das lições ensinadas no dia anterior.

O tipo Chestnut Bud não costuma ouvir as instruções que lhe dão. Ele consegue compreender as lições que lhe são ensinadas (uma capacidade do cérebro esquerdo), mas, no dia seguinte, é incapaz de se lembrar do que aprendeu (aptidão do cérebro direito).

A essência Chestnut Bud restabelece a comunicação neurológica e promove a transferência do pensamento entre os hemisférios cerebrais direito e esquerdo. A complementação desse processo dá à pessoa a capacidade de conceber, ou seja, o raciocínio. Para compreender os conceitos, é preciso raciocinar. Contudo, o problema central continua sendo o *stress*.

Mimulus*

Mimulus* lida com os medos. Pesquisas têm provado que o medo é o principal causador da dificuldade de aprendizado na sociedade de hoje. Mimulus*, portanto, é sem dúvida, um floral fundamental, especialmente para crianças pequenas.

Quando se tem medo, a energia do cérebro se aloja na região posterior. Infelizmente, isso não contribui para o aprendizado de novos conceitos. A região anterior do cérebro (o lobo frontal) é a única que aprende conceitos facilmente.

Procure ver se a criança (ou adulto) tem medo do escuro. Investigue o nível do medo. Se for um medo identificável, Mimulus* será o floral mais importante.

A criança com uma personalidade Mimulus* é, por natureza, tímida e envergonhada. É uma criança inibida, que se sente ameaçada pelos estranhos e por situações e ambientes novos. Isso as coloca em constante estado de alerta, fazendo com que suas energias fiquem predominantemente na parte posterior do cérebro (lobo occipital). Não é de se estranhar, portanto, que tenha dificuldade de aprendizado.

A criança Mimulus* muitas vezes apresenta gagueira ou tartamudez.

Agrimony*

Agrimony* restabelece a calma e a paz. Ele tranqüiliza a pessoa agitada, que tem dificuldade para ficar quieta, sentada no lugar. A personalidade Agrimony* está constantemente mudando de posição, se revirando na cadeira, nunca completamente confortável.

O floral Agrimony* infunde paz na alma dela, dando-lhe possibilidade de relaxar, de aprender, de melhorar sua capacidade de ouvir e de aumentar sua curva de atenção.

Scleranthus*

Scleranthus* melhora um possível desequilíbrio das transferências neurológicas entre os lados esquerdo e direito do cérebro — ou entre a região anterior e posterior.

Scleranthus* é indicado quando a pessoa mostra sinais de variação energética e dificuldade para tomar decisões: O que vestir? O que comer? Aonde ir?

A experiência mostra que Scleranthus* costuma ser mais necessário quando a família está passando por mudanças na vida, em especial nas situações relacionadas com separação ou divórcio.

Walnut

Walnut protege a criança que é beliscada e molestada na escola e se sente incapaz de se defender. Walnut coloca uma espécie de zona de proteção em torno dela. A criança sensível necessita de uma proteção extra e Walnut lhe dá isso, isolando-a das influências negativas e desagradáveis das crianças que a perturbam e diminuem sua capacidade de concentração.

Walnut isola a pessoa das influências externas físicas ou mentais.

Walnut estabiliza a pessoa em épocas de transição, tais como a adaptação a uma nova classe, um novo professor, aos novos amigos e a todos os outros fatores de um novo ambiente. O declínio nas notas e os distúrbios de comportamento indicam dificuldade de adaptação.

Mudar é uma coisa estressante para a maioria das pessoas, embora alguns sintam mais do que outros. Esteja atento a mudanças repentinas. Às vezes, até mesmo alergias podem aparecer em decorrência do *stress* ocasionado pela mudança.

Gentian*

Gentian* é a essência clássica para a criança sem ânimo para a escola, que não suporta as aulas. O tipo Gentian* desiste facilmente mesmo diante de um pequeno atraso ou revés, quando se observa um mínimo de aplicação e esforço. Por exemplo, a criança que desanima facilmente ao receber uma nota ruim na escola e não faz nada para melhorar.

Gentian* proporciona autoconfiança. Ele deixa a pessoa confiante da sua capacidade para concluir projetos e não deixa que "obstáculos" a desviem de sua meta.

Gentian* é excelente para universitários que estejam com dificuldade para dar conta de todos os trabalhos e atividades da faculdade.

Gentian* lhes dá energia para que superem a síndrome do "pane", tão comum durante o primeiro semestre da faculdade.

White Chestnut

White Chestnut protege a pessoa dos pensamentos indesejáveis que não lhe saem da cabeça. Esses pensamentos se assemelham a um *hamster* girando numa roda, dentro de uma gaiola, rodando sem parar. Eles perturbam o sono e a concentração para estudar ou prestar atenção nas aulas. White Chestnut silencia os pensamentos que seguem sempre o mesmo padrão, aumentando o foco e a concentração e melhorando o desempenho nos estudos.

Heather

A criança Heather precisa ser o centro das atenções. Ela é do tipo que dá puxões na roupa dos adultos ou banca o palhaço na classe para chamar atenção. (A criança Chicory* também pode agir dessa maneira, mas usa essas artimanhas para manipular os professores e os pais, não para conseguir a atenção deles, como faz o tipo Heather).

Um traço característico do tipo Heather é a capacidade que ele tem de fazer com que a atenção das pessoas e o assunto da conversa sempre girem em torno dela.

A criança Heather não gosta de brincar sozinha. Ela quer que um professor ou os pais participem de suas brincadeiras.

O tipo Heather não ouve o que dizem a ela e, muito menos, instruções.

É uma criança tagarela, que costuma ser posta de castigo por conversar durante a aula.

A criança Heather não é boa ouvinte. Ela quer ser o centro da conversa e não se interessa por atividades em que seja deixada de fora.

Heather costuma fazer "tempestade em copo d'água", especialmente quando é a personagem central. Quando se machuca, ou algo assim, faz um estardalhaço, mostrando a todos o machucado e reivindicando a atenção geral. O foco e a atenção de Heather está nele mesmo. Em resumo, ele é obcecado por si próprio.

A causa mais profunda desse tipo de comportamento é a solidão. Por essa razão, o Dr. Bach colocou Heather no grupo dos que sofrem de solidão. Lembre-se de que a solidão é um estado mental. A criança pode, na verdade, estar recebendo uma quantidade imensa de amor, ou o melhor que seus pais podem lhe oferecer, porém, ainda assim, tem a sensação de ser ignorada e pouco amada.

Pine

O tipo Pine é um realizador. Jamais está satisfeito com a nota que tira e constantemente se flagela por não ter conseguido a nota máxima.

Pine ensina a pessoa a aceitar a si mesma e a reconhecer o próprio valor, não se preocupando com o julgamento dos outros.

Você é uma pessoa única e especial. Uma atitude grandiosa supera, em muito, uma nota alta.

Elm

Elm acaba com a sensação de opressão causada por circunstâncias da vida ou pelos estudos, não deixando que pensamentos sobre o futuro ou o passado desgastem a mente. Elm cria concentração mental, a única forma de estudar.

FÓRMULAS PARA

Avaliações, provas ou exames

RESCUE REMEDY	SWEET CHESTNUT	CLEMATIS*
LARCH	CHESTNUT BUD	ROCK ROSE*
VINE	ELM	ASPEN
MIMULUS*	OLIVE	

Rescue Remedy

O Rescue Remedy freqüentemente é o único remédio necessário. Ele alivia o *stress* e o pânico causados por um exame. É especialmente eficiente durante as chamadas orais ou apresentações diante da classe.

Sweet Chestnut

Sweet Chestnut alivia a "pane mental". Trata-se de um floral Rescue Remedy.

Sweet Chestnut é indicado para longas jornadas de estudo ou maratona de exames. Ele confere energia física e mental nas ocasiões de exames finais, vestibulares, exames da Ordem dos Advogados, recebimento de seguro ou de bens imóveis, ou para qualquer período de provas que exija uma dose extra de energia.

Clematis*

Clematis* desfaz o bloqueio à capacidade de concentração, para que a pessoa fique centrada e alerta. Isso a ajuda a guardar na memória as lições aprendidas e a se lembrar delas posteriormente.

Clematis* e Sweet Chestnut, quando combinados, criam uma poderosa sinergia. Clematis* aumenta a capacidade de concentração e memorização e Sweet Chestnut potencializa a energia física e mental, proporcionando a energia necessária para a conclusão de um trabalho.

Clematis* e Sweet Chestnut aumentam as energias físicas e mentais e por isso não convém tomá-los antes de dormir, caso não se queira permanecer acordado.

Larch

Larch aumenta a confiança do estudante, o que é essencial para quem deseja realizar o seu mais elevado potencial. Ele ajuda a pessoa a andar de cabeça erguida, segura e confiante da realização e da vitória.

Chestnut Bud

Chestnut Bud ativa a memória de lições e experiências passadas.

Rock Rose*

Rock Rose* injeta coragem quando somos tomados de pânico diante de um exame. É especialmente indicado para a pessoa que tem "brancos" durante a época de provas.

Vine

Vine ajuda na ocasião de exames ou chamadas orais. Ele dá à pessoa que está diante de uma audiência a impressão de poder, firmeza, confiabilidade, autoridade e conhecimento do assunto. Dê Vine a alguém atrapalhado e você ficará surpreso com os resultados.

Elm

Elm combate a atitude oprimida e derrotista — aquela sensação de inadequação, de não se sentir plenamente capaz de concluir uma prova. Elm volta a atenção para uma perspectiva positiva. Tudo na vida pode ser alcançado com um passo de cada vez ou, neste caso, com uma questão de cada vez. Se a pessoa tiver calma, a prova logo estará terminada. Isso proporciona a sensação de vitória que sente o alpinista ao chegar no topo de uma montanha.

Elm elimina a sensação de opressão causada pelas circunstâncias da vida ou quando está passando por um exame. Elm não permite que pensamentos destrutivos interfiram na realização de exames.

Aspen

Aspen dissipa o medo de ser julgado e perseguido durante uma prova oral.

Mimulus*

Mimulus* aumenta a coragem do tipo envergonhado e tímido, sendo também benéfico para quem tem medo de palco.

Mimulus* também é indicado para a gagueira e a tartamudez.

Olive

Olive repõe as energias de quem estudou longas horas a fio e exagerou na ingestão de café e outros estimulantes.

FÓRMULAS PARA Viagens

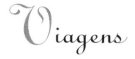

SCLERANTHUS*	WALNUT	CLEMATIS*
SWEET CHESTNUT	WILD ROSE	MIMULUS*
CHERRY PLUM	BEECH	ROCK ROSE*
RESCUE REMEDY		

Scleranthus*

Scleranthus* minimiza o enjôo durante as viagens, restabelecendo o equilíbrio, a internalização e a manutenção da comunicação entre mente e corpo — entre os lados direito e esquerdo do cérebro, e a parte superior e inferior do corpo. Uma vez equilibrada a perturbação neurológica, o enjôo pelo movimento é aliviado.

Scleranthus* é especialmente benéfico para os que viajam freqüentemente, incluindo homens e mulheres de negócio, pilotos e comissários de bordo, que passam constantemente por vários fuso horários, sobrecarregando o sistema de equilíbrio.

Os animais também se beneficiam com essa essência nas ocasiões de viagem.

Walnut

Walnut acerta o relógio interior, evitando o mal-estar provocado pelas mudanças no fuso horário.

Walnut é uma essência obrigatória para o viajante habitual, que precisa ajustar seu relógio interno, melhorando seu desempenho na vida e no trabalho.

Walnut protege contra o *stress* de viagem, incluindo a desidratação e os efeitos perturbadores do eletromagnetismo dos motores e dos elevados níveis de radiação que ocorrem nos vôos em altitudes elevadas.

Walnut ajuda o viajante a se adaptar às novas acomodações — uma outra cidade, um quarto de hotel ou mesmo uma nova residência.

Walnut protege o viajante das condições desgastantes do ambiente urbano, incluindo a fumaça das fábricas e do escapamento dos automóveis e outros poluentes.

Walnut adapta o viajante aos agentes químicos do ar, da água ou dos alimentos. Ele é útil nas mudanças dramáticas, como em viagens ao exterior, quando precisamos nos adaptar a novas culturas e comidas diferentes.

Clematis*

Clematis* ajuda o viajante que precisa permanecer acordado. Ele é particularmente útil para o motorista que precisa viajar durante longos períodos ou à noite. Também se beneficiam dessa essência pilotos de avião ou de helicóptero e motoristas de caminhão ou de ônibus.

Clematis* também ajuda a pessoa que tende a dormir no volante ou se sentir mal durante viagens longas.

Sweet Chestnut

Sweet Chestnut aumenta a resistência e a energia durante viagens longas. Use Sweet Chestnut especialmente ao passar por situações como vôos cancelados ou atrasados. Nesse caso, Sweet Chestnut salvará o seu dia.

Sweet Chestnut é indicado tanto nas viagens de negócio quanto nas de férias. É útil quando o itinerário é muito longo, a programação muito intensa e o viajante não tem tempo para relaxar, precisando depois tirar "férias" depois das férias.

Wild Rose

Wild Rose é o floral para se aproveitar a vida, para se divertir. E o que há de melhor para se fazer nas férias do que se divertir?

Wild Rose é particularmente eficaz nas viagens com crianças. Ele torna as crianças alegres, mesmo quando elas estão estressadas com a viagem.

Wild Rose é absolutamente necessário quando passamos por contratempos durante uma viagem. Esse floral mantém o ânimo elevado nas horas difíceis e atribuladas. Ele nos ajuda a aceitar as coisas que não podemos mudar e, assim, aproveitar o nosso tempo tanto quanto possível.

Mimulus*

Mimulus* é essencial para quem tem medo de altura, de água ou de viagens em geral. Ele ajuda a pessoa que tem medo de novos lugares, novas pessoas ou quartos de hotel desconhecidos. É muito bom para as crianças.

Cherry Plum

Cherry Plum restabelece o controle mental, quando influências externas testam a resistência da pessoa, tirando-a dos eixos.

Cherry Plum é benéfico ao se viajar com crianças. Ajuda os pais a não perderem a paciência com os filhos pequenos nas viagens longas (eles devem tomá-lo, não as crianças). É útil em qualquer circunstância em que a pessoa sente que "perdeu o controle". Cherry Plum restaura o controle mental e físico.

Beech

Beech aumenta a tolerância à umidade, ao calor, ao frio, ao pólen e a qualquer circunstância que esteja além do controle. É também útil quando se é alvo da implicância constante de outra pessoa.

Rock Rose*

Rock Rose* acalma a pessoa que se apavora em viagens de avião. As palavras-chaves de Rock Rose* são pânico e terror. Rock Rose* pode ser usado sempre que, por alguma razão, o passageiro estiver em pânico.

Rock Rose* é indicado para as crianças que entram em pânico quando estão dormindo num lugar estranho ou quando costumam ter pesadelos.

Rescue Remedy

Nunca se deveria sair de casa sem ele. Nunca sabemos quando vamos precisar de Rescue Remedy, especialmente se viajamos para longe de casa ou do atendimento médico. É excelente também para queimaduras de sol.

FÓRMULAS PARA

Alergias, resfriados e gripes

CRAB APPLE	AGRIMONY*	CHICORY*
ELM	BEECH	VERVAIN*
CHESTNUT BUD	IMPATIENS*	MUSTARD
CHERRY PLUM	WALNUT	GORSE
GENTIAN*		

O Dr. Bach sugeria que priorizássemos a emoção responsável pelo surgimento da doença (ou falta de harmonia). O propósito disso é descobrir o conflito que a pessoa tem e que foi suficiente para estressá-la a ponto de causar uma doença. Esse conceito foi estudado em profundidade em meu livro *O Poder dos Florais de Bach*. Os Doze Curadores, que vêm acompanhados de um asterisco (*), representam os doze tipos básicos de personalidade. Reconhecemos a doença pelas emoções que ela causa. Desse modo asseguramos que a causa principal do conflito seja tratada.

Temos aqui alguns exemplos:

Se a pessoa é muito impaciente, desejando se recuperar instantaneamente, esperando que o tratamento surta efeito de imediato ou sempre dizendo "Eu não tenho tempo para isso!", essa pessoa precisa de Impatiens*.

Pessoas que querem muita atenção, manipulam os outros para que se preocupem com elas, assumem ares de vítima ou vivem solicitando cuidados, ao dizer coisas como,

"Poderia me trazer um copo d'água?" ou "Preciso de um cobertor" ou ainda, "Poderia coçar as minhas costas?" são pessoas típicas da personalidade Chicory*. As crianças exibem com muita freqüência esse tipo de comportamento para chamar a atenção dos pais. Para esse tipo de pessoa, dê Chicory*.

Se a pessoa nega que esteja doente ou minimiza os sintomas, não admitindo a sua enfermidade, dê a ela Agrimony*.

Lembre-se de incluir na fórmula pelo menos um dos Doze Curadores, que são identificados por um asterisco (*). Desse modo, o conflito básico será tratado, assegurando a cura completa.

Crab Apple

Crab Apple ajuda o corpo na eliminação de toxinas, fortalecendo assim o sistema imunológico. Isso é realmente de muita valia na recuperação de gripes e resfriados, e até mesmo para prevenir a doença.

Crab Apple alivia a sensação de se estar contaminado, que geralmente acompanha a pessoa resfriada, que tosse, espirra ou assoa o nariz constantemente.

Crab Apple também pode ajudar a purificar o corpo de emoções que estejam sendo extravasadas durante uma discussão acalorada. Essas emoções intensas são venenos emocionais negativos que contaminam o sistema.

Com essa essência, os mecanismos de limpeza do sistema fazem uma depuração para remover esses venenos. Essa limpeza é comumente chamada de "resfriado". Esse é o trabalho de Crab Apple. Ele auxilia o processo orgânico e natural de limpeza, acelerando a recuperação.

O Dr. Bach sugeria que Crab Apple sempre fosse tomado imediatamente após um destempero emocional, para evi-

FÓRMULAS PARA ALERGIAS, RESFRIADOS E GRIPES

tar e/ou limpar qualquer resíduo emocional negativo que pudesse causar uma doença.

Crab Apple é um excelente floral para se borrifar num aposento após uma discussão. Ele limpa o ar de toda vibração emocional negativa.

Agrimony*

Agrimony* alivia a sensação de congestão que acompanha o resfriado, a gripe ou as manifestações alérgicas.

Agrimony* alivia, em particular, a congestão dos seios frontais.

A personalidade Agrimony* geralmente nega sua aflição porque não quer admitir a doença. Ela não acha que a doença seja algo importante com que se preocupar. Esse tipo não gosta de incomodar ninguém com seus problemas e por isso vive acumulando-os dentro dele.

Chicory*

Chicory* alivia a sensação de congestão em qualquer lugar do corpo: seios da face, peito, intestinos. Seu uso permite que a vida flua livremente, deixando que as coisas sigam seu curso natural.

Chicory* descongestiona os seios da face especialmente nas pessoas com alergia crônica.

Os tipos de personalidade Chicory* exigem atenção quando estão doentes. Eles esperam que as pessoas se preocupem com eles ou cuidem deles. As pessoas com esse tipo de personalidade não gostam de ficar sozinhas quando estão doentes e desejam atenção constante. As crianças doentes são exemplos perfeitos dessa personalidade, pois estão sempre querendo a atenção da mãe.

Elm

Elm alivia a sensação de estar sendo oprimido. De acordo com Louise Hay, autora de *Cure Seu Corpo*, os resfriados aparecem quando a pessoa tem a sensação de que muita coisa está acontecendo ao mesmo tempo ou apresenta confusão e desordem mental.

O tipo Elm sente como se o mundo tivesse ganho a batalha contra ele. Ele se sente inadequado no trabalho. A sua escrivaninha tem pilhas de papéis que vão até o teto, sua casa está de pernas para o ar, as contas se acumulam e assim por diante.

Os tipos Elm, Oak e Vervain* têm o hábito de se sobrecarregar, sofrendo constantemente desse tipo de *stress*.

Beech

O floral Beech aumenta a tolerância das pessoas com alergia ao pólen.

Muitas pessoas que sofrem de alergias crônicas (ou resfriados) implicam o tempo todo. Essa atitude implicante ou rabugenta é amenizada pelo floral Beech.

Vervain*

O tipo de personalidade Vervain* é reconhecido por sua intolerância. Ele está sempre querendo convencer as outras pessoas de que tem razão e de que elas devem acreditar no que ele acredita. É a postura da pessoa que acha que está sempre certa e o resto do mundo errado. Esse tipo de intolerância é uma constante na vida do tipo Vervain*.

As pessoas que sofrem de alergias crônicas, resultantes da intolerância às mudanças de estação, em geral têm uma personalidade que combina com a descrição de Vervain*.

O floral Beech parece ser mais eficiente do que Vervain* nos casos de resfriados e alergias, pois dá resultados mais rápidos. Os efeitos de Beech podem ser notados em cerca de dez minutos.

Chestnut Bud

Chestnut Bud é indicado quando se estabeleceu um padrão. Por exemplo, manifestações alérgicas a cada mudança de estação ou resfriados anuais durante o inverno.

Impatiens*

A personalidade Impatiens* tende a se sobrecarregar facilmente, assim como a Vervain* e a Elm. Eles estão sempre assumindo vários compromissos ao mesmo tempo, o que diminui a sua eficiência e rapidez. Como dissemos anteriormente, esses tipos são muito impacientes. Se durante uma doença houver sinais de impaciência, aconselhamos Impatiens*. Ele acelera o tempo de recuperação, dando uma sensação de relaxamento e amenizando o *stress* e a tensão.

Mustard

Se as alergias causam alguma depressão, em particular acompanhando o ciclo menstrual, Mustard pode ser o floral-chave. Pode-se tomar Mustard sempre que o sistema hormonal pareça ser um dos fatores que levam ao ataque de alergia.

A sinusite e as manifestações alérgicas são, com freqüência, problemas emocionais muito enraizados. Caso não haja nenhuma resposta com os outros florais, tente Mustard durante certo tempo.

Mustard tem a capacidade de penetrar fundo nas emoções, trazendo à tona as principais razões das alergias (sinusites) ou de outras condições. Quando as emoções enraizadas forem trazidas à superfície, é preciso reconhecê-las e usar os florais apropriados para tratá-las.

Mustard e Gorse são indicados quando se formam círculos escuros (olheiras) sob os olhos.

Cherry Plum

Cherry Plum traz de volta o controle e a compostura, ao amenizar fortes ataques de espirro ou de tosse.

Se sentimentos de pesar e abandono vêm à tona, por exemplo, convém tomar Water Violet* para a tristeza (pesar) e Star of Bethlehem para o trauma do isolamento.

Walnut

Walnut protege contra a poluição do ar, o pólen e alérgenos, criando uma aura de proteção ou espécie de "zona neutra".

Walnut adapta e aclimata a pessoa às mudanças de estação ou às alergias decorrentes de variações geográficas.

Gorse

Quando estiver desanimado e sentindo-se derrotado, tome Gorse, especialmente se estiver achando que não há mais nada a fazer ou não resta nenhuma esperança. Gorse é capaz de levantar o ânimo até nos casos mais graves. Portanto, não desista.

Gorse também é indicado no caso de olheiras, sejam elas antigas ou recentes.

Gentian*

Gentian* protege contra recaídas nos casos de doenças ou alergias de renitentes, especialmente se essas recaídas desencadearam uma atitude derrotista. Se a pessoa se recusa a tentar melhorar ou a receber tratamento, dê a ela Gentian*.

FÓRMULAS PARA A
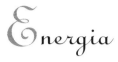
Energia

VERVAIN*	ELM	OAK
SCLERANTHUS*	HORNBEAM	OLIVE
MUSTARD	WILD ROSE	SWEET CHESTNUT
WILD OAT	CLEMATIS*	CENTAURY*
HONEYSUCKLE	GORSE	RESCUE REMEDY

Vervain*

O tipo Vervain* é muito incisivo e vive em constante atividade. Trata-se da pessoa maníaca por trabalho, que não consegue ficar parada. Ela oferece espontaneamente sua opinião a todos, mesmo quando ninguém a solicita. Depois de viver a vida toda agindo dessa maneira, não surpreende que seja vencida pelo cansaço e a exaustão.

O floral Vervain* revitaliza esse tipo, ensinando-o a investir sua energia pessoal e dar conselhos somente quando necessário.

Elm

O floral Elm alivia a sensação de opressão causada por acontecimentos da vida ou o sentimento de inadequação ou incapacidade para enfrentar a carga de trabalho. Essa atitude mental derrotista freqüentemente causa uma depressão aguda e uma sensação de desespero, como se a pessoa estivesse perdendo as forças, tanto físicas quanto mentais.

Oak

Oak é necessário quando a vida se transformou numa batalha. O tipo Oak nunca desiste nem deixa de se responsabilizar pelo mundo. Ele jamais admite sua própria exaustão e cansaço, e segue em frente sem fazer uma pausa. É seu "dever". Ele precisa aprender que seus "galhos" podem se partir ao sustentar tanto peso.

O floral Oak é indicado para o sofrimento prolongado, enquanto Elm se destina a problemas mais agudos. A sobrecarga de Oak acaba resultando em perturbações nervosas.

Oak é um dos mais poderosos revigorantes.

Scleranthus*

Scleranthus* é um dos florais usados quando existe dificuldade em tomar decisões. A contínua indecisão mental acaba roubando a energia do corpo e causando uma constante sensação de fraqueza, cansaço ou exaustão, seja ela física ou mental.

Essa forma de fadiga é causada principalmente pelo fardo das indecisões: "Devo continuar casado ou me divorciar?", "Devo ir ou ficar?", "Devo vender ou comprar?".

Scleranthus* também restabelece o equilíbrio da energia drenada pelos efeitos eletromagnéticos dos computadores.

Hornbeam

Hornbeam ajuda a superar a sensação de fraqueza quando sentimos que alguma parte do nosso corpo está precisando de um fortalecimento.

O floral Hornbeam é indicado quando não temos coragem para enfrentar o dia, em decorrência da letargia mental, do tédio de ter de fazer as mesmas tarefas dia após dia ou de encarar os mesmos relacionamentos.

A pessoa de Hornbeam geralmente está cansada pela manhã e não tem vontade de se levantar da cama e ir trabalhar. No entanto, assim que se propõe a começar, ela demonstra energia bastante para desempenhar suas tarefas diárias.

Olive

Olive energiza o sistema das glândulas supra-renais. É especialmente indicado para quem consome uma grande quantidade de estimulantes, tais como café, cigarros, Coca-Cola, açúcar ou drogas, que desgastam o organismo ou o sistema das supra-renais.

Olive também é eficaz após uma longa provação, seja ela emocional, mental ou física. A palavra-chave aqui é exaustão.

Mustard

Mustard ilumina qualquer situação, tirando a pessoa do "buraco" e recolocando-a na roda da vida.

Wild Rose

Wild Rose é, de todos os chamados florais de energia, o mais esquecido.

Wild Rose ajuda a superar a resignação. A resignação diante de um casamento infeliz ou de um trabalho desinteressante e enfadonho, por exemplo. A pessoa simplesmente aguarda a aposentadoria, deixando-se levar pela correnteza, dia após dia.

Isso não é viver. É existir. Pedras existem. Seres humanos têm de viver, e viver o mais alegremente possível. Sem essa alegria, o tédio é fatal. A energia e essência vitais são lentamente drenadas. O resultado é sempre o cansaço e o tédio.

Sweet Chestnut

Sweet Chestnut propicia o vigor necessário para enfrentarmos nossas "maratonas" diárias. Ele também é indicado para a pessoa que quer participar de uma maratona de verdade.

Assim como Clematis*, a essência Sweet Chestnut pode manter a pessoa acordada quando tomada à noite. No entanto, ela é ótima após uma noitada, quando precisamos estar de pé, animados e prontos para o trabalho, depois de poucas horas de sono. Tome Sweet Chestnut antes de dormir e ao amanhecer, para ter energia suficiente para pular da cama na hora certa.

Wild Oat

Wild Oat diminui o tédio quando a pessoa está insatisfeita com a vida ou não se sente mentalmente estimulada. Ela vive "atacando a geladeira" ou fazendo qualquer coisa para passar o tempo.

O tédio é freqüentemente a causa de muitos hábitos. Permaneça ativo mental e fisicamente e será mais fácil erradicar os hábitos.

Clematis*

A pessoa de personalidade Clematis* em geral tende a cair no sono em qualquer lugar ou posição. O floral Clematis* aumenta a energia e a atividade mental, aumentando a capacidade de atenção e concentração.

Centaury*

A personalidade Centaury* se esforça demais para servir aos outros e por isso acaba negligenciando suas próprias necessidades e se exaurindo fisicamente. No entanto, isso tudo é causado, em grande parte, pela incapacidade que o tipo Centaury* tem de dizer "Não". Como conseqüência, ele trabalha dia e noite para agradar aos outros.

O floral Centaury* aumenta a força de vontade e a energia, assim como muda o temperamento da pessoa, para que ela deixe de ser uma "amável faz-tudo" e aprenda a dizer "Não".

Centaury* é um dos florais reativos. (Ver florais reativos.)

Honeysuckle

Honeysuckle revitaliza o sistema interno. Esse floral combate a sensação de esgotamento, quando a pessoa tem a impressão de que os órgãos internos estão cansados. O que existe é uma sensação de perda de vitalidade interna.

Esse tipo de esgotamento é mais observado nas pessoas de idade cujo futuro parece sem graça ou desanimador. Pode ocorrer também em qualquer idade, quando a pessoa sofre uma "pane" tanto física quanto emocional. Isso acontece quando a vitalidade é drenada devido a uma situação extrema. Por exemplo, dar uma série de longas conferências, preparar-se para uma maratona ou sentir uma profunda tristeza devido à separação ou perda de um ente querido.

O floral Honeysuckle é indicado quando as energias vitais estão em baixa e a pessoa tem a sensação de que seus órgãos internos e o seu corpo estão perdendo a vitalidade, o vigor e a energia. A pessoa pode até não se queixar dessa perda, porém a baixa energética é evidente.

O tipo Honeysuckle costuma pensar muito no passado, rememorando os dias que se foram. Do ponto de vista fisiológico, esse padrão de pensamento desencadeia um processo de desaceleração do sistema e dos órgãos vitais. O presente é vida! Isso significa acelerar em direção ao futuro.

Gorse

Gorse resplandece a alma, irradiando luz numa situação de vida aparentemente sem esperança. Quando a esperança e o encorajamento passam a fazer parte novamente da vida, a alegria, a felicidade e a ânsia de viver também retornam. O resultado é mais energia e mais vitalidade.

Rescue Remedy

O Rescue Remedy com freqüência traz de volta a energia e o vigor. Ele impede o desgaste e promove uma calma tão profunda que permite que o corpo relaxe e recupere a energia e a disposição. Isso também propicia uma boa noite de sono.

FÓRMULAS PARA A
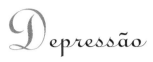
Depressão

ELM	LARCH	GENTIAN*
MUSTARD	CHERRY PLUM	AGRIMONY*
WATER VIOLET*	WILD ROSE	GORSE
WILD OAT	WILLOW	SWEET CHESTNUT
OAK	OLIVE	STAR OF BETHLEHEM
RESCUE REMEDY		

Elm

A depressão de Elm é causada pela sensação de opressão causada por excesso de responsabilidade ou pela incapacidade de completar uma tarefa. A pessoa tem a sensação de que o mundo a tem açoitado — como se até mesmo Deus lhe tivesse destinado uma tarefa atroz, sem conceder o tempo e a energia suficientes para cumprir essa missão. Isso vale principalmente para as pessoas que ocupam posições importantes e estressantes ou para as supermães, cujo trabalho nunca acaba e as tarefas domésticas se acumulam nos fins de semana.

Não se lamente. Esse tipo de depressão é temporário. Tome Elm e logo você estará se sentindo aliviado e produtivo de novo.

Elm é indicado sempre que houver a sensação de sobrecarga ou opressão.

Larch

À personalidade Larch falta confiança. Ela sempre acha que os outros são mais capazes do que ela. Isso cria um sentimento de inferioridade ou de não ser boa o bastante. Invariavelmente, essa é a causa principal da depressão.

Tome Larch para voltar a ser uma pessoa viável, capaz, cheia de vitalidade e de valor. Deus não cria incapazes.

Gentian*

O tipo de personalidade Gentian* se deprime por insistir em questionar a si mesmo e a sua falta de fé. Ele desiste facilmente, até mesmo ao se deparar com o menor obstáculo. Falta-lhe confiança em si e na humanidade. Nesse caso, Gentian* é indicado.

Mustard

O tipo de pessoa que precisa de Mustard sente como se uma nuvem escura e triste tivesse envolvido todo o seu ser. Esse tipo de depressão chega sem razão aparente, trazendo melancolia e uma tristeza profunda. É a sensação de estar num buraco e ser incapaz de saltar fora dele.

Este tipo de depressão é freqüentemente causado pelo bloqueio do sistema hormonal. Mustard é extremamente benéfico para as mulheres que sofrem de tensão pré-menstrual (TPM). Os sintomas de Mustard correspondem aos da TPM.

Cherry Plum

A depressão de Cherry Plum é a forma mais perigosa e destrutiva. Trata-se de uma depressão profunda, que pode levar a pensamentos suicidas. A pessoa perde o controle, fica

FÓRMULAS PARA A DEPRESSÃO

histérica e tem impulsos de fazer coisas perigosas contra si e os demais. Cherry Plum aquieta a mente, ajudando a pessoa a recuperar o controle e a compostura. Ver o capítulo sobre os florais reativos.

Agrimony*

A depressão de Agrimony* é criada por um conflito interior e uma inquietude constante.

O tipo Agrimony* é incapaz de falar dos seus sentimentos verdadeiros. Ele acumula emoções, causando tumulto interior e falta de paz em sua vida.

O tipo Agrimony* é propenso a buscar mecanismos de escape. Ele recorre então às drogas e ao álcool para evitar o conflito interior.

Existem também outros tipos Agrimony* que não recorrem às drogas.

Ver o capítulo sobre os florais reativos.

Water Violet*

O tipo de depressão Water Violet* é causado pela tristeza (pesar). A tristeza é um extravasamento natural das emoções. No entanto, muitas vezes isso aparece sob a forma de depressão. O floral Water Violet* traz a alegria de volta à vida.

Ver o capítulo sobre os florais reativos.

Wild Rose

A depressão de Wild Rose surge quando a alegria da vida é substituída pelo dia-a-dia mundano, tedioso e monótono. Não há vestígio de espontaneidade, nenhuma diversão.

Gorse

Gorse restitui a esperança. O tipo Gorse desistiu da vida. Não encontra mais respostas e soluções para seus problemas. Possui uma postura do tipo "Não há nada a fazer". Esse tipo de desesperança é expresso como uma forma sutil de depressão, no nível celular do organismo. A depressão vira uma doença. A chama dos olhos vai embora. Não há nenhuma centelha, nenhuma esperança.

Wild Oat

Wild Oat trata a depressão da crise dos trinta anos: "O que é que eu vou ser quando crescer?" É a sensação de insatisfação e depressão por não estar realizado profissionalmente. Isso se expressa quando a pessoa passa de emprego em emprego, procurando o trabalho de sua vida, numa busca pelo seu propósito.

Ver Wild Oat nas fórmulas para o sucesso.

Willow

As pessoas Willow estão sempre se queixando, achando que a vida tira vantagem delas ou que elas recebem um quinhão menor. O tipo Willow tem um ar deprimido e expressa uma atitude do tipo "pobre de mim", que faz com que o ressentimento obscureça sua vida. Ressentem-se de tudo e de todos, lamentando a situação em que estão.

Sweet Chestnut

Sweet Chestnut é notável! Esse floral age tão rápido quanto o Rescue Remedy. Ele transforma em pouco tempo uma pessoa histérica que se sinta "no fundo do poço", em alguém que diz: "Ah! Tudo vai dar certo, não se preocupe!". É espantoso!

Olive

Olive é para a exaustão total. Um estado exaustivo deprime tanto a mente quanto o físico. Entusiasmo é vida.

Esse tipo de exaustão pode ser sentido depois de uma provação prolongada, física ou emocional. Sem energia suficiente para enfrentar a vida, a pessoa se sente derrotada e entra em depressão.

Leia sobre Olive nas fórmulas para a energia.

Oak

O floral Oak suaviza as batalhas do dia-a-dia: o empenho para pagar as contas, para triunfar no mundo dos negócios, para ter harmonia no ambiente doméstico.

O tipo Oak é um batalhador responsável, que raramente tem tempo para aproveitar a vida. Mas um dia ele acaba se cansando de nadar contra a corrente e, quando isso acontece, entra em depressão ou tem um colapso nervoso.

Star of Bethlehem

Star of Bethlehem é um floral que traz conforto. Muitas depressões podem ser evitadas por meio desse conforto. As pessoas deprimidas freqüentemente precisam de alguém que as ampare e conforte. Star of Bethlehem age como um amigo compassivo, de braços confortadores.

Star of Bethlehem também traz mais conforto durante o período menstrual e a TPM ou em casos de depressão, em homens e mulheres, em decorrência de mudanças na vida.

Rescue Remedy

Não se esqueça do Rescue Remedy. Muitas vezes tudo o que você precisa é relaxar e "desestressar", para em pouco tempo se sentir vivo e alegre outra vez.

FÓRMULAS PARA
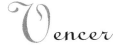

PINE	WILD ROSE	GORSE
MIMULUS*	LARCH	IMPATIENS*
BEECH	WILD OAT	VINE
VERVAIN*	OAK	CHERRY PLUM
ROCK WATER	WHITE CHESTNUT	CLEMATIS*
SWEET CHESTNUT	CHESTNUT BUD	RED CHESTNUT

Pine

Pine se destina àqueles que se consideram azarados. Alguns acham até que não merecem vencer na vida ou que não têm valor. Podem ter um medo disfarçado de que, se algo bom acontecer a eles, logo algo ruim vai lhes roubar a alegria.

Wild Rose

Wild Rose ajuda a pessoa a ser mais amistosa, cativante e receptiva. Neste caso, com esperança de receber uma recompensa por isso. Wild Rose devolve à pessoa a fé pueril de que não ficará ansiosa, estressada ou tensa enquanto aguarda a vitória. Ela vira uma criança alegre e despreocupada, certa de que tudo vai correr bem. Tenha fé de que você irá triunfar. Wild Rose deixa a vida alegre de novo e promove uma atitude de descontração.

Gorse

Gorse é indicado para quem sente que jamais ganha alguma coisa.

É uma boa opção nos casos de pessoas tímidas e envergonhadas, que hesitam em se aproximar de mesas de jogo. É o floral para quem tem medo de apostas em geral.

Mimulus*

Indicado para o medo do fracasso ou do sucesso.

Larch

Larch dá à pessoa confiança de que ela pode vencer. Se outras pessoas são capazes de fazer alguma coisa, você também é. Larch é especialmente indicado para quem não se arrisca.

Impatiens*

Impatiens* evita que a pessoa fique ansiosa à toa e faz com que ela passe a achar que as coisas vêm no tempo certo.

"Chaleira vigiada não ferve." Impatiens* combate a ansiedade que impede a projeção dos pensamentos positivos necessários para obtermos o resultado que desejamos.

Beech

Beech promove uma atitude positiva, livre de criticismo. Se você está prestes a obter uma vitória, essa atitude positiva é fundamental.

Wild Oat

Wild Oat descortina novas oportunidades, dando à pessoa mais opções. É preciso estar aberto e receptivo quando se espera vencer. Uma porta aberta pode significar uma vitória.

Vine

Vine estimula as qualidades de liderança que fazem com que as outras pessoas respeitem você. Se você gosta de viver como quem joga pôquer, então Vine é altamente indicado. Como irá blefar, com uma expressão de vítima?

Vervain*

O tipo Vervain* é uma pessoa autoconfiante, mas leva a vida muito a sério. Tome Vervain*, esfrie a cabeça, relaxe e aproveite. Você terá mais condições de vencer se estiver relaxado.

Oak

O tipo Oak é responsável e laborioso; acha que o único meio de vencer na vida é trabalhando duro. Com uma atitude como essa, é claro que não existe muita chance de se ganhar alguma coisa.

Cherry Plum

Cherry Plum ajuda a pessoa a manter o controle, em particular se tem dificuldade para controlar as emoções. Os melhores apostadores são os que não demonstram nenhuma emoção.

Rock Water

O tipo Rock Water é muito rígido. Por seguir "regras de conduta" (especialmente religiosas) muito rígidas, ele pode achar que vencer é "pecado". Como é possível vencer já se sentindo culpado? Solte-se e divirta-se.

White Chestnut

White Chestnut limpa a mente, melhorando a concentração. Se você estiver fazendo apostas, White Chestnut não deixará que se distraia.

Clematis*

Clematis* deixa a mente focada e alerta. Essa essência pode ajudá-lo a acreditar nos próprios palpites. Todos os florais de Bach ajudam você a fazer a conexão com o Eu Superior, mas Clematis* é o mais indicado para quem quer ouvir a intuição.

Clematis* é útil quando a pessoa quer ficar acordada além da hora em que costuma dormir. Ele também ajuda a acordar pela manhã, quando a pessoa ficou acordada até tarde na noite anterior.

Sweet Chestnut

Sweet Chestnut proporciona uma energia duradoura. Combinado com Clematis*, é um ótimo floral para quem quer ficar vigilante e cheio de energia numa partida difícil. Na manhã seguinte, a primeira coisa a fazer é tomar outra "dose" desse floral para recuperar as energias, depois de ter dormido muito pouco.

Chestnut Bud

Chestnut Bud impede a pessoa de cometer o mesmo erro várias vezes, dando a ela chance de aprender a lição logo da primeira vez. O Dr. Bach escreveu:

"Este floral nos ajuda a tirar total vantagem das experiências do dia-a-dia e a ver não só os nossos próprios erros, mas também os dos outros."

Chestnut Bud pode nos ajudar a aprender as regras básicas de um jogo.

Ele pode ser útil para aqueles que não sabem parar de jogar enquanto ainda estão ganhando e para os que, a cada rodada, apostam tudo o que ganharam. Aprenda pela primeira vez a sair da mesa como um vencedor.

Red Chestnut

Red Chestnut é indicado para a pessoa que vive preocupada. Esse tipo sabota a si mesmo, martirizando-se por ter ganho ou perdido. Jamais se preocupe com o fato de ser ou estar feliz.

FÓRMULAS PARA A

Tensão Pré-Menstrual
(TPM)

MUSTARD	SWEET CHESTNUT	SCLERANTHUS*
CHERRY PLUM	STAR OF BETHLEHEM	WALNUT
WILLOW	AGRIMONY*	BEECH
IMPATIENS*	GORSE	CHESTNUT BUD
HEATHER	OLIVE	HOLLY

Mustard

Mustard é o floral básico para os distúrbios hormonais, especialmente quando acompanhados de profunda tristeza e depressão, no início do ciclo menstrual. Mustard acaba com a nuvem escura e triste, mandando-a embora.

Sweet Chestnut

O melhor floral quando estamos num beco sem saída, com depressão ou com uma raiva incontrolável. Também é indicado quando estamos incomodados com o excesso de barulho, com o trabalho, com as crianças ou com o cônjuge. Se estamos por um fio, é hora de tomar Sweet Chestnut. Esse floral tem o poder miraculoso de nos transportar das profundezas do inferno para algo semelhante à normalidade. De alguma forma, a pessoa passa a achar que tudo vai ficar bem.

Sweet Chestnut também estimula a energia produzida pelo hormônio masculino, o que às vezes ameniza a TPM.

Scleranthus*

A ação virtuosa de Scleranthus* é o equilíbrio. Ele equilibra os hormônios e as emoções que se desestabilizam durante a TPM em cada ciclo. Ele equilibra o humor oscilante que vai do riso ao choro, da tristeza à alegria, dos gritos histéricos ao soluçar silencioso.

Cherry Plum

Cherry Plum é indicado para mulheres que estejam em meio a uma crise nervosa, passando dos limites consigo mesmas e com os outros e até mesmo pensando em suicídio. Cherry Plum traz de volta a calma e a compostura.

Um outro aspecto do tipo Cherry Plum que corresponde à TPM é o sentimento de estar sendo traído pelo ser amado. De acordo com a nossa experiência, a TPM é causada pela traição de uma figura masculina. Quando tem início nos primeiros anos da adolescência, devemos investigar as relações com o pai. Se aparece mais tarde na vida, investigamos o que possa ter acontecido com a pessoa na época, em suas relações com os homens.

Star of Bethlehem

Star of Bethlehem é um floral que traz conforto. Por vezes, durante a TPM, a mulher sente-se só e sem amor. O poder miraculoso de Star of Bethlehem faz com que ela se sinta confortada, como se estivesse rodeada por asas de anjos, e segura de que, em breve, tudo estará bem.

Walnut

A virtude de Walnut é sua capacidade de proteger a mulher que esteja passando por períodos de transição, sendo o período pré-menstrual um deles. Walnut ajuda a mulher a ficar menos vulnerável aos desequilíbrios hormonais, às influências externas. Isso inclui outras pessoas, poluentes e alérgenos que possam torná-la mais susceptível.

Holly

Holly está indicado para a raiva. A raiva é decorrência de alguma circunstância não-resolvida e absolutamente inaceitável. Talvez, se a mulher buscasse em sua alma alguns fatores que estejam provocando a raiva e identificasse a área da sua vida em que existem questões não-resolvidas, ela pudesse desvendar e eliminar a causa desse sentimento. Outra sugestão é perguntar quem ou o que a tem magoado ou feito se sentir inferior.

Willow

Willow cura o ressentimento, devolvendo à pessoa o poder pessoal que ela permitiu que lhe fosse roubado. Quando a pessoa conhece e respeita o próprio poder, não se sente mais uma vítima e, conseqüentemente, não guarda mais rancor.

Comprovamos que a TPM é desencadeada na mulher que se sente vitimizada por uma figura masculina ou feminina excessivamente dominadora.

Agrimony*

Agrimony* é útil quando a mulher está buscando a causa de seus tormentos num relacionamento com o sexo oposto, mas não tem nenhuma lembrança do conflito que provocou suas reações irracionais contra a figura masculina. Agrimony* a ajudará a acessar o passado e a encontrar a causa de seu tormento físico, mental e emocional.

Beech

Beech aumenta os níveis de tolerância. Esse floral deixa a mulher mais compreensiva e menos crítica, implicante e rabugenta.

Impatiens*

Impatiens ajuda a mulher a ser mais paciente e a perdoar a si mesma e aos outros. Muitas vezes, a mulher que sofre de TPM se mostra muito cruel e inflexível.

Gorse

Gorse trata o desânimo, sendo indicado para as mulheres que apresentam olheiras. Outra qualidade de Gorse, relativa à TPM, é a propriedade que ele tem de tornar a mulher mais capaz de fazer, internamente, a ligação com o Pai (aspecto Paterno).

Chestnut Bud

Chestnut Bud rompe com hábitos e padrões viciosos. A TPM é um desses hábitos que se repetem a cada mês. Se um mau hábito ou padrão persiste por longo tempo, pode acabar se tornando um vício.

Heather

Heather ajuda as mulheres presas na tempestade emocional da TPM, quando tudo gira em torno de seus problemas. Esse floral ainda a ajuda a fazer a ligação interior com o componente feminino, o aspecto Mãe, que a faz se sentir mais segura de si e capaz de perceber seu poder feminino.

Olive

Em geral, o floral Olive trata a exaustão. No entanto, ele também atua sobre as glândulas supra-renais. A adrenalina afeta diretamente o ciclo menstrual. Dessa forma, se a mulher estiver com sintomas de um grande cansaço, Olive será um floral bastante eficaz.

FÓRMULAS PARA A

Meditação

CLEMATIS*	ROCK ROSE*	ELM
WHITE CHESTNUT	RED CHESTNUT	AGRIMONY*
MUSTARD	CHERRY PLUM	IMPATIENS*
HEATHER	CRAB APPLE	

Clematis*

Clematis* aumenta a concentração, prolongando a capacidade da mente de se manter focada. Clematis* disciplina a mente preguiçosa que prefere vagar por um mundo de sonhos a permanecer num estado de concentração.

Rock Rose*

Rock Rose* acalma a mente frenética. O tipo Rock Rose* é muito excitável e por isso tem grande dificuldade para levar adiante uma calma sessão de meditação. Segundo o Dr. Bach, Rock Rose* promove a liberdade mental.

Elm

Elm acalma a mente consumida por um estilo de vida apressado, estressante e cheio de compromissos, especialmente quando a pessoa tem relacionamentos familiares complexos ou está passando por um período estressante, que provoque agitação mental.

A virtude de Elm é fazer com que a pessoa possa se concentrar somente no momento presente e, desse modo, não lamente o passado e não se preocupe com o futuro.

White Chestnut

White Chestnut protege a mente de pensamentos obsessivos ou indesejáveis e a deixa como uma superfície de águas plácidas, acalmando a "tagarelice" mental.

Red Chestnut

Red Chestnut liberta a mente preocupada ao estimular imagens positivas e construtivas. O tipo Red Chestnut tem dificuldade para manter uma imagem positiva, pois a destrói com sua preocupação e com o hábito de ficar imaginando "se" isso ou aquilo vai acontecer. Não deixe que as suas dúvidas o atormentem. Tenha fé.

Agrimony*

Agrimony* apazigua a mente. Os tipos Agrimony* são atormentados por seus pensamentos. Preocupam-se o tempo todo e não se sentem à vontade diante da idéia de meditar durante muito tempo. Por outro lado, talvez tenham medo de que a meditação traga à tona a causa de seu tormento, e eles sejam obrigados a encarar seu perseguidor e malfeitor. Agrimony* assegura com serenidade que Deus está sempre com eles e que Ele é capaz de eliminar da sua mente os "demônios" do passado.

Mustard

O tipo Mustard facilmente se perde no vazio das trevas. Ele acha que está com depressão, quando de fato está "espiritualmente desconectado". O tipo Mustard pode parecer semelhante ao "sonhador" Clematis*, no entanto, este é distante e seus pensamentos estão perdidos nos domínios da

FÓRMULAS PARA A MEDITAÇÃO

mente, enquanto Mustard fica ausente por estar totalmente perdido no abismo de "lugar nenhum". A essência Mustard retira a pessoa da escuridão, colocando-a na Luz, que é o único lugar possível para se meditar.

Cherry Plum

Cherry Plum é útil quando a pessoa acha que não tem controle algum sobre os seus pensamentos. Obviamente, para que a meditação seja eficiente, é preciso que ela tenha controle consciente sobre a mente.

Impatiens*

Esse floral é indicado para pessoas muito nervosas, impacientes e que esperam resultados imediatos. A meditação é uma disciplina da mente e, portanto, pode levar algum tempo até que se consiga desenvolver uma comunicação profunda e significativa com o Eu Superior. Não espere mudar para a Luz em poucas semanas. Lembre-se, o ego é que é nervoso e requer paciência.

Heather

O tipo Heather é muito centrado em si mesmo. Fala o tempo todo e dá muitos detalhes sobre a própria vida. Isso o deixa preso num turbilhão de emoções. O floral Heather o coloca no "olho do furacão" e, dessa forma, lhe dá a serenidade necessária para uma meditação produtiva. É preciso calma para meditar.

Crab Apple

Crab Apple livra a mente dos pensamentos indesejados e tira as "teias de aranha" de dentro da cabeça. Esses pensamentos podem estar relacionados aos mais simples afazeres diários ou podem ser, ao contrário, pensamentos destrutivos, estranhos, e obscuros.

FÓRMULAS PARA A
Insônia

RESCUE REMEDY	MIMULUS*	AGRIMONY*
ASPEN	WALNUT	ROCK ROSE*
RED CHESTNUT	WHITE CHESTNUT	CHESTNUT BUD
VERVAIN*	ELM	SCLERANTHUS*
STAR OF BETHLEHEM	SWEET CHESTNUT	ROCK WATER
IMPATIENS*	BEECH	

Rescue Remedy

Quando a incapacidade de relaxar for a causa principal de uma insônia, Rescue Remedy (sozinho ou combinado numa fórmula) será a primeira e mais óbvia escolha, em função de sua incrível capacidade de induzir ao relaxamento e, em conseqüência, possibilitar o sono.

Mimulus*

O medo é a emoção negativa fundamental do tipo Mimulus*. (O medo de água parece ser o medo mais comum da maioria dos insones.) Se o corpo vive num estado de medo, a psique não descansa facilmente. O corpo se sente vulnerável, porque durante o sono não pode ter controle consciente.

125

Agrimony*

O tipo Agrimony* é atormentado pelos seus pensamentos. Ele é naturalmente inquieto, incapaz de permanecer sentado por muito tempo sem se contorcer na cadeira ou precisar andar um pouco. Essa inquietude continua à noite. Ele revira na cama e nunca se sente confortável. É incapaz de dormir a noite toda, sem acordar várias vezes, e raramente consegue dormir as oito horas de praxe. Levanta-se cedo, sendo freqüentemente o primeiro a ir trabalhar pela manhã. Isso pode dar a impressão de que é laborioso, mas, na verdade, é incapaz de voltar a dormir e não suporta ficar em casa sozinho com seus pensamentos. Assim, quando estimulado mentalmente pelo trabalho, é capaz de aplacar o diálogo interior que o atormenta.

O tipo Agrimony* muitas vezes toma sedativos ou alguma bebida alcoólica antes de dormir. Ele não dorme, desmaia.

Aspen

Aspen protege a mente de pensamentos indesejados do campo psíquico ou sobrenatural. Ameniza, por exemplo, a sensação de estar sendo perseguido por cobradores, fiscais do governo ou pelo ex-cônjuge.

Esse é o floral ideal após experiências traumáticas ou aterrorizantes como assistir a um filme de terror e testemunhar um acidente brutal ou um acidente grave.

Aspen é indicado para crianças que têm medo de ir dormir e se queixam de haver "fantasmas" escondidos dentro do guarda-roupa.

Walnut

Walnut é indicado quando a insônia é causada por hipersensibilidade a alérgenos do ambiente como mofo, pó, penas, ou ainda a variações de temperatura ou umidade. A função de Walnut é isolar e proteger a pessoa contra influências externas.

Rock Rose*

Rock Rose* está mais direcionado para a pessoa que tende a ter pesadelos ou terror noturno. No entanto, ele também é necessário quando se passou por um evento traumático ou aterrorizante, que estimulou uma produção excessiva de adrenalina.

Rock Rose* acalma o asmático que dorme mal por causa da lembrança do pânico que experimentou durante os ataques de asma.

Red Chestnut

Red Chestnut aquieta e conforta a pessoa muito preocupada, que geralmente perde o sono por se preocupar com questões de família ou pagamento de contas.

White Chestnut

White Chestnut liberta a mente dos pensamentos constantes e dos argumentos mentais a respeito das atribulações do dia-a-dia, que interferem na concentração e no sono.

Chestnut Bud

Chestnut Bud é o floral que rompe padrões. Por definição, a "insônia é uma dificuldade crônica de dormir". Chestnut Bud, portanto, pode ser um grande benefício quando usado numa fórmula.

Vervain*

A intensidade do tipo Vervain*, seja ela física, mental ou emocional, com freqüência interfere na sua capacidade de se desligar para dormir. Em outras palavras, essa é a essência indicada para a pessoa muito "ligada" que precisa de algumas horas de sono.

Elm

Se a insônia for causada por uma sensação de opressão, em decorrência de enormes responsabilidades na vida, então Elm é o floral indicado.

Scleranthus*

Se a necessidade de tomar uma decisão difícil está roubando o seu sono, antes de dormir tome Scleranthus* e deixe que o seu Eu Superior resolva o dilema. O primeiro pensamento ao acordar, apontará a direção correta a seguir.

Um outro aspecto de Scleranthus* é sua capacidade de corrigir os desequilíbrios, como, por exemplo, o desequilíbrio entre os dois hemisférios cerebrais ou o desequilíbrio hídrico no cérebro ou do pH, que podem causar insônia.

Star of Bethlehem

Star of Bethlehem oferece conforto — o conforto incrível que sentimos ao sermos envolvidos e protegidos pelas asas de um anjo; o conforto necessário quando perdemos algo importante ou uma pessoa querida. Star of Bethlehem conforta e dissipa a terrível sensação de estarmos sós. Com esse floral, caímos suavemente no sono, sentindo-nos queridos e amparados.

Sweet Chestnut

Esse é o floral indicado quando a pessoa está num beco sem saída e não pode suportar mais. Ela precisa dormir. Ao tomar Sweet Chestnut, ela pode dormir ou não, mas pelo menos estará em melhores condições.

Rock Water

Se as causas da insônia forem a dificuldade para se movimentar, a falta de movimento ou a rigidez, Rock Water poderá ser a resposta.

Impatiens*

Impatiens* é indicado quando a dor, o nervosismo ou algum problema com os nervos estiver causando a insônia.

Beech

Esse floral é indicado quando há intolerância a sons da natureza ou a ruídos externos, como uma TV ligada em outro cômodo ou vizinhos discutindo ou ouvindo música num volume alto. Também é o floral certo quando há uma luz ofuscante piscando do lado de fora do quarto ou luz do sol entrando pela janela. Também é útil para aqueles que estão estranhando um colchão ou travesseiro duro ou macio demais. Beech protege os nervos de fatores externos, e por isso, deixa a pessoa mais tolerante às idiossincrasias da vida.

FÓRMULAS PARA OS

Doentes incuráveis ou terminais

"A MORTE É A PROVA FINAL DA PERSONALIDADE"

— Capitão Riker em *Jornada nas Estrelas, a Nova Geração.*

RESCUE REMEDY	WALNUT	STAR OF BETHLEHEM
WATER VIOLET*	CHERRY PLUM	ROCK ROSE*
CHICORY*	IMPATIENS*	GENTIAN*
CLEMATIS*	SWEET CHESTNUT	AGRIMONY*
GORSE	HOLLY	MUSTARD
WILLOW	MIMULUS*	CRAB APPLE
ASPEN	PINE	RED CHESTNUT
WILD ROSE	ELM	HONEYSUCKLE

Existe uma quantidade enorme de informações relacionadas ao complexo assunto da assistência médica a doentes incuráveis ou terminais. Este capítulo é uma tentativa de estudar o funcionamento virtuoso e os benefícios dessas maravilhosas dádivas de Deus, que são os Florais de Bach, assim como foram revelados pelo Criador das Flores.

A explicação a respeito das combinações de florais para doentes incuráveis ou terminais será um pouco mais complexa devido às dificuldades emocionais que envolvem a perda de um ente querido. Abordaremos o funcionamento específico de cada floral e o modo como cada um deles se relaciona com os diferentes aspectos da assistência a pacientes terminais ou incuráveis. No entanto, quando o funcionamento do floral for óbvio ou redundante, nem todos os itens do esquema serão explicados.

A essência floral de Bach

A. Indicação geral.
B. A atitude emocional do paciente que será tratada
C. A atitude da família e dos amigos que será tratada.
D. A virtude e os resultados que se esperam da essência floral.

Rescue Remedy

Nessas circunstâncias, o Rescue Remedy mostra ser indispensável. Por favor, leia o pequeno capítulo sobre a única combinação criada formalmente pelo Dr. Bach. As cinco primeiras essências florais listadas a seguir estão combinadas na fórmula do Rescue Remedy, mas serão analisadas isoladamente, tendo em vista o aspecto da assistência ao doente terminal/incurável. (O Rescue Remedy é considerado um remédio quando combinado com outras essências numa fórmula.)

FÓRMULAS PARA OS DOENTES INCURÁVEIS OU TERMINAIS

I. STAR OF BETHLEHEM

A. INDICAÇÃO GERAL:
Para trauma físico, mental ou emocional.

B. O PACIENTE:
Para o trauma causado pela notícia de que se é um doente terminal. Para o trauma causado pela dor, pelos tratamentos e exames invasivos, e pelo fato de não estar em casa com os entes queridos e animais de estimação.

Para o trauma sofrido pelo Ego durante o momento da transição final.

C. A FAMÍLIA E OS AMIGOS:
Para o choque e o trauma de perder um ente querido, antes de sua partida.

D. A VIRTUDE E OS RESULTADOS:
A virtude de Star of Bethlehem é o "consolo" ou "conforto". O conforto de ser envolvido por asas de anjos. O consolo que somente uma mãe pode dar. Star of Bethlehem faz com que as pessoas recebam o melhor para a ocasião, que é o conforto.

Esse floral conforta o paciente ao dar a ele a certeza de que os anjos estarão ao seu lado quando ele passar para um novo domínio da existência.

II. CHERRY PLUM

A. INDICAÇÃO GERAL:
Para o medo de perder o controle mental e físico ou de cometer algum ato desesperado.

Também para a pessoa que reprime as emoções, não se permitindo demonstrá-las. Cherry Plum liberta-o para que expresse sua compaixão, suas lágrimas e seu pesar.

B. O PACIENTE:

Quando o paciente sente que não pode mais suportar a dor ou o tratamento; quando perde o controle com ataques de ira, atirando coisas ou sentindo que vai enlouquecer. Esse tipo de raiva pode levar o paciente ao suicídio.

Quando o paciente perde o controle das funções fisiológicas, Cherry Plum o ajuda a recuperá-las, preservando o seu senso de dignidade.

C. A FAMÍLIA E OS AMIGOS:

Para a histeria, especialmente na ocasião em que recebem a notícia do falecimento do paciente. Cherry Plum os ajuda a permanecerem no controle de suas emoções.

D. A VIRTUDE E OS RESULTADOS:

A virtude de Cherry Plum é ajudar a pessoa a manter o controle e ter força suficiente para enfrentar os momentos difíceis, e também a expressar, antes que seja tarde demais, seu amor, sentimentos e emoções, caso ela costume reprimir suas emoções.

III. ROCK ROSE*

A. INDICAÇÃO GERAL:

Para estados de pânico, terror e histeria.

B. O PACIENTE:

Para a pessoa que entra em pânico diante dos tratamentos médicos dolorosos que terá de enfrentar, e que precisa de força para encarar o processo final da vida.

FÓRMULAS PARA OS DOENTES INCURÁVEIS OU TERMINAIS

C. A FAMÍLIA E OS AMIGOS:

Para as pessoas de nervos sensíveis, que ficam aterrorizadas ou entram em pânico até mesmo quando o ente querido tem de passar por um procedimento insignificante.

D. A VIRTUDE E OS RESULTADOS:

A virtude de Rock Rose* é a coragem. Ele dá coragem para que o paciente encare sozinho o tratamento médico e a morte, e também ajuda a família a suportar a perda do ente querido. Porém, a verdadeira ação de Rock Rose* é dar coragem para que a pessoa acredite no processo da vida e não se ligue só no momento presente, mas creia e confie que tudo está em ordem no universo.

IV. IMPATIENS*

A. INDICAÇÃO GERAL:

Impatiens* age sobre a dor e a impaciência. O Dr. Bach achava-o muito eficiente quando a morfina não surtia efeito. Impatiens* torna os medicamentos contra dor mais eficientes.

B e C. O PACIENTE, A FAMÍLIA E OS AMIGOS:

Impatiens* é indicado quando o paciente tem dor ou aparenta estar ansioso e impaciente para que a medicação faça efeito ou para saber os resultados dos exames; ele também ajuda quando o paciente está nervoso e impaciente com o atraso do médico, etc. Esse é o floral indicado quando a pessoa espera que tudo seja feito imediatamente.

D. A VIRTUDE E OS RESULTADOS:

A virtude maior de Impatiens* é o perdão. Ele traz alívio à dor e calma quando a pessoa está impaciente, dando muita importância ao fator tempo. Então, o perdão é libera-

| **136** FLORAIS DE BACH

do pela dor? O paciente pode ponderar a esse respeito. Um outro aspecto relacionado ao Impatiens* é a crueldade, que pode ser revelada ou curada se a pessoa se lembrar quem tem sido cruel com ela ou com quem ela foi cruel.

V. CLEMATIS*

A. INDICAÇÃO GERAL:

Para a pessoa que tende a viver no futuro e tem dificuldade para manter a atenção ou a concentração. Esse tipo de pessoa costuma ser sonhadora, alienada e avoada; ela tem o hábito de adiar tudo, pois demonstra pouco interesse pelas circunstâncias do presente.

B. O PACIENTE:

Clematis* ajuda o paciente em sua luta para permanecer consciente. A inconsciência e a comatose são situações graves que podem ser tratadas com Clematis*. Esse floral também pode ser usado quando o paciente apresenta um ar distante e mostra indiferença com relação às suas atuais circunstâncias e a todos os desfechos possíveis nesse seu último estágio da vida.

C. A FAMÍLIA E OS AMIGOS:

Clematis* também ajuda a pessoa a permanecer concentrada nas suas tarefas e atividades e a cumpri-las. Isso pode ser benéfico para aquelas que tendem a adiar as coisas e, especialmente neste caso, para a família que demora a tomar providências com relação ao falecimento do ente querido, tais como o enterro, o testamento, a partilha dos bens, a guarda dos filhos ou dos animais, etc. No nível pessoal, Clematis* é indicado quando há demora no processo de partilha dos bens do parente falecido. Honeysuckle atua sinergicamente com Clematis* quando os membros da família preferem atrasar deliberadamente esse processo de partilha e se entregar às lembranças do ente querido falecido.

D. A VIRTUDE E OS RESULTADOS:

A virtude de Clematis* é sua capacidade de manter a pessoa fisicamente consciente durante um período doloroso. Ele ajuda o paciente a manter um nível maior de consciência que beneficie o tratamento ou que lhe permita fazer uma retrospectiva de sua vida, tendo uma visão maior de suas realizações e mais consciência de sua integridade espiritual. Clematis* ainda ajuda a família a atender às necessidades físicas e emocionais do paciente, ao mesmo tempo que atenta para as múltiplas responsabilidades da vida.

VI. AGRIMONY*

A. INDICAÇÃO GERAL:

Agrimony* é um grande instrumento para aquele que sente grande dificuldade para expressar seus verdadeiros sentimentos e, por conseguinte, de estabelecer uma comunicação honesta consigo mesmo, com a família e com os amigos. Agrimony* aumenta a facilidade de expressão mesmo quando é preciso discutir emoções difíceis e reprimidas como a raiva, a culpa, o ressentimento ou segredos da alma que atormentaram a pessoa durante toda a vida. Agrimony* faz com que a pessoa sinta uma necessidade urgente de se livrar de um "peso no peito". Esse peso às vezes é resultado de lembranças torturantes, conscientes ou inconscientes, de abusos sofridos tanto no nível mental quanto emocional ou sexual. A pessoa então carrega, ao longo de toda a vida, a impressão subconsciente de que é alguém inadequado ou inaceitável. Por que outra razão ela deveria ser punida? O tipo

Agrimony* também pode se transformar num molestador, embora, na maioria dos casos, seja ele o molestado. O tipo Agrimony* passa então a se voltar contra si próprio viciando-se em substâncias tóxicas ou abusando da comida, do açúcar ou de atividades perigosas, como dirigir em alta velocidade e fazer sexo de modo negligente. Tudo isso na tentativa de não sentir a sua angústia interior. Parte dessa angústia se deve ao medo de que seus entes queridos percam o respeito por ele ou deixem de amá-lo ou respeitá-lo, caso ele revele seu passado horrível. Essa confusão toda ainda é agravada pela culpa que ele sente por se imaginar inadequado e pela crença de que mereceu ser maltratado, em particular pelos pais. Ensinaram à sensível criança Agrimony* a sempre respeitar e jamais contestar os pais, e que também seria pecado criticá-los; portanto, seria certamente inaceitável expressar raiva ou ressentimento com relação a eles, ainda que essa raiva ou ressentimento tenham sido causados pelo fato de ela não se sentir aceita por eles. Essa criança já se sente desapontada consigo mesma. Por que agravar esse sofrimento com insultos? Se ela reúne coragem para enfrentar quem a maltrata, provavelmente será repreendida por pensar assim e lhe dirão que isso aconteceu há muito tempo atrás; que ela deveria simplesmente "esquecer", pois tem uma "imaginação fértil" ou simplesmente está mentindo, pois, se fosse verdade, por que não disse nada antes?

O tipo Agrimony* freqüentemente olha além da morte. Ele acha que pelo menos então não haverá mais tortura. Ele não é o tipo suicida evidente, mas adota um estilo de vida arriscado ou comete um suicídio lento abusando de substâncias tóxicas. Agora, no entanto, numa situação terminal, o tempo é curto e a alma está gritando desesperada para se livrar dessa tortura.

B. O PACIENTE:

Agrimony* é o remédio-chave para a pessoa que nega a realidade de sua condição. Ela irá postergar a visita ao médico, dizendo que não tem nada, na tentativa de amenizar a situação.

O tipo Agrimony* é um ator fantástico, pois nunca admite para os outros que não está bem. Às vezes, ele é tão convincente que engana até a si mesmo, dizendo que não está doente, apenas um pouco abatido.

Uma pessoa que não conviva com ele, nem saiba da sua dor e angústia, comentará sobre a sua boa aparência, achando difícil crer que esteja doente. No entanto, os mais próximos sabem do seu sofrimento e têm alguma compreensão da sua causa.

A grande dificuldade que tem de permanecer na mesma posição por muito tempo é uma das manifestações físicas do tormento em que ele vive. Seus movimentos são nervosos. Mesmo dormindo, ele não consegue relaxar. Ele revira inquieto na cama, tirando os lençóis de debaixo do colchão.

C. A FAMÍLIA E OS AMIGOS:

O floral Agrimony* ajuda a família a aceitar que a pessoa está doente e que seu ente querido vai morrer.

Agrimony* ajuda a família a aceitar a realidade a cada passo do processo terminal e o fato de que esse processo surtirá efeitos mesmo depois de ele ter partido.

Agrimony* promoverá a mesma facilidade de comunicação para a família do paciente, ajudando seus membros a pedir seu perdão se necessário, expressar seu amor por ele, ou o que quer que seja necessário para aliviar sua carga de emoções não-expressadas.

D. A VIRTUDE E OS RESULTADOS:

A paz é a virtude de Agrimony*. O processo de cura fica mais fácil quando todos os envolvidos aprendem a se aceitar sem precisar da aprovação dos outros ou ser obrigados a dizer o que os outros "esperam" que digam. Agrimony* promove uma comunicação honesta antes que seja tarde, evitando os arrependimentos. A confissão faz bem para a alma, e o paciente pode passar para o outro lado com o coração mais leve.

Vervain, Beech, Impatiens*, Willow, Holly, Mimulus* e Rescue podem ser úteis quando o paciente começa a guardar mágoas e ressentimentos. A família que não aceita a perspectiva de vida do próprio paciente não o está ajudando. Ela não precisa concordar com a perspectiva dele, mas apenas ouvir o que ele tem a dizer. Não é hora de levar as coisas para o lado pessoal. O melhor é tomar os florais e aceitar os conflitos com amor, de uma vez por todas.

VII. HOLLY

A. INDICAÇÃO GERAL:

Quando a pessoa foi sobrepujada por emoções negativas como a raiva ou a vingança. Holly trata o estado mental negativo que indica a necessidade de mais amor e aceitação.

B. O PACIENTE:

Com a proximidade da morte, as emoções negativas, como a raiva, tornam-se complicadas e diversificadas. Por exemplo, primeiramente a raiva por ter ficado doente; a raiva contra Deus, pois Ele não lhe trouxe a cura; a raiva da vida, que o enganou; a raiva dos médicos, que não puderam curá-lo; e a raiva da família e dos amigos, que não puderam ajudá-lo.

C. A FAMÍLIA E OS AMIGOS:

Para a família, as variações da raiva são tão justas quanto intensas. A raiva é a primeira emoção a se resolver quando trabalhamos as emoções causadas pelas complicações da morte, supondo-se que a família não a esteja negando. Essas emoções podem incluir a raiva da vida, por ter levado o ente querido; a raiva por ter de viver sem o ente querido; a raiva por ter sido abandonada pelo ente querido e ficado numa situação financeira difícil.

D. A VIRTUDE E OS RESULTADOS:

Com a ajuda de Holly, a família pode se ajustar às novas circunstâncias com mais facilidade, liberando rapidamente a raiva e aceitando melhor o processo natural da vida. Isso promove uma relação mais amorosa entre todos, sem que seja preciso haver reciprocidade.

Holly liberta a pessoa de suas raivas, mágoas, ciúmes e de todas as emoções negativas, promovendo a aceitação incondicional de si mesmo e dos outros, assim como das circunstâncias ou acontecimentos da vida, inclusive a morte. Portanto, quando a raiva é expressa, a pergunta a se fazer é: "Que parte da vida passou a ser inaceitável?" Ou "Quem a pessoa acha que não a aceita?" Também é preciso lembrar de não levar a questão para o terreno pessoal, quando os outros estão expressando suas opiniões. Você não tem de aceitar isso como uma verdade sagrada; é tão-somente a opinião de uma pessoa.

A raiva em si não é destrutiva; ela é um meio de expressarmos nosso ponto de vista a respeito de uma circunstância que parece inaceitável. Ela se torna destrutiva quando a circunstância inaceitável permanece não-resolvida e a raiva não é reconhecida e corretamente processada. Nesse caso, os pensamentos negativos começam a corroer a pessoa, causando doenças, emoções tóxicas que envenenam a vida e provocam desarmonia.

A representação folclórica da virtude de Holly é o Espírito Santo e seu poder de conferir à pessoa Amor e Aceitação. Com o coração cheio de amor e aceitação, os relacionamentos e as circunstâncias inaceitáveis podem acabar levando a pessoa a ter uma compreensão amorosa do ciclo de causa e efeito. No derradeiro capítulo da vida, Holly pode ajudar a pessoa a aprender a amar e a aceitar o fato de que não existem inimigos nem vítimas; tudo faz parte de uma aventura chamada "vida".

VIII. WILLOW

A. INDICAÇÃO GERAL:

Willow libera o ressentimento. O tipo Willow que passou por alguma circunstância que julgou injusta torna-se ressentido e amargurado e acha justo e racional culpar os outros por suas desventuras. E ele espera que os outros o compensem pelas injustiças que sofreu.

B. O PACIENTE:

Observa-se freqüentemente o ressentimento quando o paciente exibe uma atitude de "vítima". É a atitude do tipo "pobre de mim" ou "por que eu tenho de passar por isso?", que mostra o ressentimento pela sua condição. O tipo Willow também se ressente com a família e os amigos, por não demonstrarem respeito e apreço por ele ou por não lhe escreverem ou visitarem mais freqüentemente, ao menos para lembrar que ele existe.

O paciente Willow quase sempre tem um ar de arrogância e age como se merecesse um cuidado extra por ter sido tão injustiçado pela vida. E, na visão dele, esse cuidado extra é um favor insignificante diante de tudo o que ele merece. O fato é que Willow está tentando recuperar o poder que perdeu e fazendo o possível para se sentir menos vulnerável.

O paciente do tipo Willow freqüentemente está insatisfeito com seu tratamento e tem dificuldade para admitir que esteja melhorando. Por exemplo, às vezes ele se queixa de que seus medicamentos não são eficientes, quando é evidente que está tendo uma grande melhora.

O paciente Willow é preocupado, resmungão, problemático e inquieto, e tem dificuldade para encontrar uma posição confortável, mesmo quando está dormindo ou inconsciente.

C. A FAMÍLIA E OS AMIGOS:

A pessoa que perde o cônjuge pode se sentir abandonada e ressentida por ter de viver sem o seu ente querido. A família também fica ressentida com o ente querido que se foi, por tê-la deixado num caos financeiro e às vezes com responsabilidades adicionais como cuidar de crianças, doentes mentais, deficientes físicos ou idosos da família.

A família do paciente Willow pode ainda se ressentir pelo fato de ele não reconhecer todos os esforços que ela faz para agradá-lo e satisfazer todas as suas exigências. Não é mais sensato ver como o ressentimento gera mais ressentimento?

A família também pode estar ressentida por achar que a doença do parente é um estorvo, uma intrusão em sua vida, e por ter de visitá-lo. Especialmente no caso de doenças de longa duração como o câncer ou a AIDS, eles dizem que estão cansados do "fardo" que representa o paciente e sua doença. É interessante notar que o membro da família que mais se ressentiu com a doença do parente é o primeiro a reclamar de ter sido prejudicado no testamento.

D. A VIRTUDE E OS RESULTADOS:

A causa básica do ressentimento pode ser o sentimento de ter sido vítima. Esse sentimento causa uma sensação de impotência que faz com que a pessoa se sinta totalmente vulnerável. O tipo Willow nunca se sente completamente seguro. Isso faz com que ele agrida outras pessoas igualmente vulneráveis, na tentativa de recuperar o poder que lhe foi roubado. Na visão dele, se recuperar um pouco desse poder, talvez não se sinta tão vulnerável.

Para acabar com o ressentimento, é preciso fazer a pergunta: "Quando, como e para quem você perdeu o poder e por que permitiu isso?" E a solução será encontrar um modo de recuperar esse poder perdido. A primeira coisa é perceber quando alguém está tentando roubá-lo. A virtude da essência Willow está na sua capacidade de fazer com que a pessoa recupere e mantenha o seu poder pessoal, deixando de se sentir vulnerável ou ameaçado e não precisando mais lidar com o seu ressentimento.

Fortalecida por Willow, a pessoa se torna uma vencedora ardorosa, que não repete mais o padrão de desamparo e impotência que trouxe da infância, quando reagia com rancor e um silencioso desejo de vingança que envenenava sua vida. Assim fortalecida, ela será capaz de se empenhar conscientemente pelo poder do Amor. Conseguirá desejar o melhor para as pessoas imaturas que a maltrataram, perdoando-as pelo que fizeram e libertando-se dos grilhões do ressentimento que a envenenaram durante toda a vida.

A essência Willow também tem a virtude de transformar as adversidades da vida, com a preciosa dádiva do perdão e da gratidão. Isso ajuda a pessoa não somente a perdoar aqueles que erraram com ela, mas também agradecê-los por terem participado da aventura de sua vida. "É durante as adversidades que conhecemos a nossa força." Agora a vitória está ao alcance dela. Só porque antigos ressentimentos a atormentaram durante toda a vida, isso não significa que tenham de fazer o mesmo após a morte.

Contudo, as pessoas não ficam mais sábias só porque estão próximas do fim de sua estada na Terra. E é nesse ponto que as virtudes miraculosas das essências florais fazem o seu melhor trabalho. Sem que seja preciso uma palavra sequer, eles fazem o seu trabalho, infundindo amor no mais duro coração. O corpo físico do paciente fica em paz e sua respiração difícil torna-se cadenciada. A amargura é transmutada em doçura. Corajosamente, ele submete sua vida de sofrimento e submissão aos admiráveis poderes de Deus. Liberta-se e é libertado por fim, para generosamente compartilhar a dádiva da alegria. Não mais é consumido pelo veneno infame do ressentimento, pois este foi destruído e elevado como o doce incenso da vitória. Esse poderoso ato final não somente liberta, mas faz com que a morte deixe de parecer tão dolorosa para todos os envolvidos.

Em geral, ocorre uma limpeza quando o ressentimento deixa o corpo do paciente. Ele pode apresentar expectoração, aumento da diurese e dos movimentos intestinais ou intensa transpiração. Não entre em pânico; depois de liberar os venenos (do ressentimento) de seu sistema, o paciente repousará. Agradeça por ele finalmente estar em paz.

IX. CRAB APPLE

A. INDICAÇÃO GERAL:
Para aquele que sente que há algo impuro em si mesmo ou que tem a sensação de estar contaminado. Essa essência dissipa o sentimento de vergonha e de culpa por alguma transgressão que tenha cometido ou pela qual tenha sido res-

146   FLORAIS DE BACH

ponsabilizado, o que é freqüentemente a causa de um complexo de inferioridade. Ela também ajuda no processo de desintoxicação.

B. O PACIENTE:
Em virtude da complexidade de suas ações, dividimos o funcionamento de Crab Apple em três subseções.

1. Crab Apple é indicado para quem tem a sensação de ser impuro ou de estar contaminado.
   a. Quando a doença é evidente e acompanhada de sintomas ou complicações visíveis, tais como lesões de pele que não podem ser ocultadas.
   b. Quando o paciente percebe que as visitas não estão à vontade, temendo contrair a doença dele.
   c. Quando o paciente sente-se sujo por não poder tomar banho normalmente.
2. Crab Apple auxilia no processo de desintoxicação de resíduos acumulados.
   a. Quando é preciso drenar toxinas emocionais como o ressentimento (Willow), raiva (Holly), pesar (Water Violet*), emoções negadas (Agrimony*), etc.
   b. Quando é preciso eliminar a intoxicação química causada por medicamentos, dietas, abuso de substâncias nocivas, metais ou radiação.
   c. Quando é preciso limpar a mente de pensamentos tóxicos, divergentes, pervertidos.
   d. Quando há, finalmente, a depuração do corpo físico, que é seu veículo de manifestação. Tendo se livrado, nos domínios interdimensionais, das toxinas emocionais, químicas e mentais, o paciente pode finalmente ficar livre dessa pesada bagagem acumulada, tóxica e dispendiosa.

FÓRMULAS PARA OS DOENTES INCURÁVEIS OU TERMINAIS

3. Crab Apple é indicado para o sentimento de inferioridade causado pela vergonha e pela culpa:

a. A baixa auto-estima, um dos subprodutos da doença. O paciente sente-se envergonhado por não estar atraente ou por ter sido desfigurado pela doença. (Lembre-se que a vergonha se manifesta cedo na vida e pode estabelecer padrões de pensamento destrutivos, que provocam desarmonia e a manifestação do que chamamos doença.)

b. O paciente sente vergonha por estar muito doente. Isso é evidente no caso de doenças sexualmente transmissíveis e de hábitos autodestrutivos como o fumo, alimentação inadequada ou uso de drogas.

c. O paciente também pode se sentir culpado por infligir sofrimento aos demais durante a vida, e querer limpar a alma expressando remorso.

d. Um sentimento de culpa pode vir à tona pelo que foi feito no passado, deixando a pessoa com a sensação de ser repugnante e suja.

e. Por fim, a vergonha de encontrar com o Criador nessas condições pode suscitar a impressão de ser impuro.

C. A FAMÍLIA E OS AMIGOS:

No caso de doentes incuráveis, Crab Apple é mais indicado para tratar os pensamentos e sensações do paciente, embora a família também possa se sentir contaminada. Essa é uma sensação que todas as pessoas sentem ao entrar num hospital, por isso o paciente não deve levar isso para o lado pessoal.

D. A VIRTUDE E OS RESULTADOS:

A virtude de Crab Apple é tratar as circunstâncias que originam a sensação de estar contaminado, além da vergonha e do sentimento de ser descartado por todos como lixo e visto pelas pessoas que ama como alguém contaminado.

Os ciclos destrutivos de vergonha e da sensação de ser impuro provavelmente se iniciaram nos primeiros anos de vida da pessoa. Podem ter sido causados por uma figura autoritária importante, cuja opinião ela respeitava, e que lhe disse que ela era feia e menos que lixo. Essa pessoa também sofreu abuso sexual quando criança, sendo levada a acreditar que, se foi tratado como animal, não deveria ser melhor do que eles. Quando molestada sexualmente, a criança não só se sente contaminada por fora, mas também por dentro, até a alma. Esse fato faz com que ela se sinta suja, usada e desprezada. É muito difícil apagar esse tipo de padrão. Como resultado, o paciente demonstra características emocionais que evidenciam sentimentos de culpa e de vergonha.

A maravilhosa virtude de Crab Apple trata a corrosão que destrói a alma do paciente, para que ele se sinta, enfim, limpo e livre da vergonha que obscureceu sua verdadeira luz por tanto tempo. Com essa essência, ele se sente mais preparado para encarar o seu Criador de cabeça erguida.

X. PINE

A. INDICAÇÃO GERAL:

Para aquele que sente que deveria fazer ou ter feito algo melhor; que nunca está satisfeito com o próprio sucesso ou que está sempre se desculpando e não aceita nenhum elogio. Culpa-se pelos erros dos outros e é um trabalhador dedicado, que sofre muito com as falhas que atribui a si mesmo.

B. O PACIENTE:

O paciente Pine é aquele que vive se desculpando. Por exemplo, desculpa-se por estar sendo um fardo para os familiares; lamenta pelo incômodo de terem de visitá-lo e pedem que não venham somente para vê-lo. Desculpa-se por estar doente e lamenta que esteja incomodando os outros; desculpa-se pela tristeza que irá causar quando se for, implorando que não sofram por ele.

O tipo Pine recusa a ajuda, seja ela física, emocional ou financeira, por não querer ser um peso para as pessoas.

O paciente Pine não se queixa mesmo quando está sofrendo. Por exemplo, ele não se queixa das injeções ou dos tratamentos invasivos; de uma enfermeira ou companheiro de quarto que incomoda; do ambiente barulhento, etc. Ele suporta calado todas as dificuldades.

Quando percebe que sua doença pode ser contagiosa, ele pede que ninguém o visite, mesmo que haja aprovação médica. Também não quer que ninguém se sinta na obrigação de visitá-lo.

Se os remédios não surtem efeito, o paciente Pine pode achar que a culpa é dele. Quem sabe ele não esteja tomando direito?

Esse paciente está sempre preocupado em agradar os outros. Quando recebe uma ordem para seguir uma certa dieta, ele faz o possível para segui-la à risca, mesmo que isso seja um sacrifício para ele.

C. A FAMÍLIA E OS AMIGOS:
A essência Pine é especialmente necessária para os parentes que se culpam e se questionam por acharem que deveriam ter dado mais atenção ao ente querido. Sentem-se culpados, pois talvez, se estivessem mais atentos, teriam chamado o médico a tempo de salvar a pessoa que amavam. Culpam-se pela doença do ente querido, castigando-se por não terem cuidado bem dele ou lhe dado o amor de que precisava. Culpam-se por ter fumado na presença dele, pois

acham que a fumaça poderia ter causado a doença, e assim por diante.

D. A VIRTUDE E OS RESULTADOS:

A virtude de Pine é tratar a pessoa autodestrutiva e que maltrata a si mesma, realçando suas qualidades positivas e fazendo com que reconheça as conquistas que já fez e perceba o quanto a culpa e a autodepreciação fazem mal para a sua alma. Pine ainda a ajuda a perceber que ela não precisa carregar todos os pecados do mundo, por mais admirável que isso possa parecer. O floral Pine promove um equilíbrio saudável nesse paciente e o ajuda a reconhecer e aceitar o que ele pode ou não pode realizar.

Pine ajuda a pessoa a perceber que faz mal a si mesma e ao outro quando "chama todas as responsabilidades para si"; que a preocupação, o pesar, a culpa e todas as emoções negativas prejudicam não só a ela, mas também às pessoas a quem se dirigem essas emoções. Há quem acredite que os pensamentos negativos ficam impregnados na alma, mesmo depois da morte.

A virtude de Pine é fazer com que essa pessoa aprecie a vida em paz, sem medo de que, se não sofrer ou for punida, o mundo ficará ainda pior. O floral Pine infunde o conhecimento de que o amor de Deus é incondicional. Pine promove a paz que nasce da certeza de que Deus está atento e a ama incondicionalmente, apesar de toda culpa que ela carrega dentro de si. "Blindada" com essa atenção, a pessoa que toma Pine irá ainda perceber que sua constante necessidade de autopunição deixou-a vulnerável e ligou-a a um mundo negativo e destrutivo, por meio da lei de atração. Ela toma consciência de que isso criou uma fenda em sua armadura de proteção, de modo que os poderes das trevas puderam ter controle sobre ela. Quanto mais punido for, mais o tipo Pine

FÓRMULAS PARA OS DOENTES INCURÁVEIS OU TERMINAIS

afirmará que merece ser punido, criando assim seu próprio inferno. Ele se precipita numa queda que o separa do Poder Superior, e depois fica surpreso ao ver que Deus não ouve suas preces. Mas dotado da virtude de Pine, esse tipo pode fechar conscientemente as portas para as influências externas destrutivas e abri-las para as energias construtivas do Poder Superior. Em algum ponto de sua antiga programação, essa distorção foi criada, porém, agora, grato a Deus (por Pine), ele é capaz de viver em paz, aproveitar o doce conforto dos anjos e da presença do Amor divino usufruir sua nova vida.

A meu ver, o sofrimento é um estado de consciência poderoso, quando não é interpretado como castigo. Os santos acreditavam que o sofrimento, quando visto pelo lado positivo, cria um canal de comunicação com Deus, sem a interferência das trevas. A acupuntura também diz que a dor é "excesso de energia". A fotografia Kirlian mostra esse "excesso de energia" como uma erupção de luz branca que irradia do ferimento. O "excesso de energia" corresponde a áreas de calor denominadas "manchas quentes", que evidenciam a região afetada. Podemos supor então que esse "excesso de energia" seja um excesso de energia divina? É possível acreditar que Deus tenha mandado uma luz extra para a área afetada com a intenção de curar ou de consumir a escuridão? Demos um nome equivocado para a dor? Sem a sensação da dor a nos alertar sobre o perigo, teríamos nos prejudicado de modo fatal há muito tempo. Ignorávamos esse objetivo? Podemos agora acreditar que a dor não é um inimigo, mas um amigo que traz a luz de cura para uma área carente dela? Se nós agora virmos a dor como um amigo ou, mais profundamente, como Deus mesmo, poderíamos então abraçar essa dor como nosso agente de cura? Fugindo da dor, deixamos de perceber que ela era a nossa oportunidade de reconhecer sua causa e de conhecer o seu poder? Esse é o mistério pelo qual os santos caíam em êxtase durante sua provação pela humanidade? E o que dizer do maior de todos, Jesus Cristo? Sabemos que ele ganhou poder por meio do sofrimento. Ele não libertou o mundo absorvendo os pecados por meio da dor e do sofrimento? Que poder ele devia ter! A dor proporcionou aos santos a oportunidade de estabelecer uma comunicação direta com Deus e ensinou-os a se alegrar nessa Graça e a perceber que esse "excesso de luz" era o Amor Dele? Depois que percebemos que a dor é excesso de amor, podemos solicitar a Deus que envie esse excesso de Amor para quem o tenha pedido. Quando o pedido feito na oração é atendido, o excesso de energia (Amor) é liberado e enviado para onde é preciso minorar a dor.

Para ativar esse processo, é preciso mudar a atitude da pessoa, direcionando-a para a gratidão (Analee Skarin). A humildade, a alegria (Water Violet*) e o perdão (Impatiens*) também são partes importantes do processo. Conclamo a todos os que sofrem a tentar isso. Foi e tem sido a mais notável experiência da minha vida.

Ao preparar a fórmula para dor, seria recomendável incluir Pine, pois ele ajuda o paciente a sentir a alegria do sofrimento e a restabelecer o contato com seu Eu Superior. Depois disso, ele poderá transformar o tormento em êxtase.

XI. WILD ROSE

A. INDICAÇÃO GERAL:

Para a pessoa que sente que a monotonia do dia-a-dia lhe roubou o prazer de viver; que não sente mais paixão, alegria ou espontaneidade e resignou-se a aceitar as circunstâncias da vida sem se queixar.

FÓRMULAS PARA OS DOENTES INCURÁVEIS OU TERMINAIS

B e C. O PACIENTE E A FAMÍLIA:
Wild Rose é indicado tanto para o paciente quanto para as pessoas que convivem com ele, sempre que houver uma sensação geral de apatia. Quando prevalecer uma atitude do tipo "Viver não vale a pena" ou "Não há nada mais que se possa fazer". As circunstâncias da doença e o conhecimento de um prognóstico desanimador podem roubar a alegria e a felicidade da vida de todos os envolvidos. Wild Rose atua mais diretamente no nível mental, não necessariamente no corpo.

D. A VIRTUDE E OS RESULTADOS:
Wild Rose é um dos florais mais indispensáveis nesse momento da vida. Ele convida todos a rir e a se divertir. Tanto o paciente quanto os seus amigos e familiares deveriam demonstrar mais alegria nesses últimos tempos. O tempo é valioso e rir ainda é o melhor remédio.

Borrife Wild Rose na área em volta do paciente, para que todos os que vierem visitá-lo possam sentir os efeitos dessa essência. Você poderá se surpreender ao ver todos rindo e mostrando alegria, elevando o ânimo do paciente. Se os visitantes tiverem uma sensação positiva ao visitar o paciente, talvez isso os faça visitá-lo mais freqüentemente. A expectativa é que isso também traga alegria ao paciente.

XII. WALNUT

A. INDICAÇÃO GERAL:
Walnut oferece uma proteção que ajuda a pessoa a se adaptar aos períodos de transição da vida.

B. O PACIENTE:
O paciente pode se adaptar ao ambiente hospitalar e seguir uma dieta especial ou uma rotina que lhe seja neces-

sária. A grande dádiva de Walnut é seu poder de proteger a pessoa durante sua transição do mundo físico para o mundo espiritual. Isso é especialmente útil para aquele que sente grande dificuldade para fazer essa transição final.

C. A FAMÍLIA E OS AMIGOS:

A família também passará por momentos difíceis durante essa fase de transição, que inclui: longas horas no hospital, mudanças na rotina da casa quando o paciente permanece longos períodos no hospital; adaptação ao novo ambiente doméstico, que ficou silencioso demais; a necessidade de fazer as refeições sem a companhia do ente querido; a responsabilidade de cumprir as tarefas domésticas; a mudança nas condições financeiras e o pagamento das contas; a viuvez; e, principalmente, o fato de ter de viver sem o ser amado.

D. A VIRTUDE E OS RESULTADOS:

Walnut é o floral mais importante durante a transição da vida para a morte. Ele é indicado em todos os períodos de transição, isto é, na puberdade, na menopausa e no momento da morte. Esses períodos de transição são especialmente difíceis devido às complicações fisiológicas associadas (mudanças celulares, químicas e hormonais), assim como aos numerosos ajustes psicológicos (conflitos mentais e emocionais) com que é preciso lidar.

Espera-se de Walnut, e de todos os florais, que seus efeitos continuem nos domínios da alma, para que possa ocorrer um ajuste natural e uma proteção harmoniosa que propicie uma sensação de segurança e de total proteção.

Os períodos de transição são estressantes porque fazem com que a pessoa tenha a sensação de perder o chão, não estando nem lá nem cá. Isso causa um sentimento de total vulnerabilidade. No entanto, Walnut cria uma zona neutra, que torna a transição mais segura.

FÓRMULAS PARA OS DOENTES INCURÁVEIS OU TERMINAIS

XIII. WATER VIOLET*

A. INDICAÇÃO GERAL:

Water Violet* é indicado para a pessoa calma e quieta, que prefere suportar suas dificuldades sozinha. Acha que não precisa que ninguém a console, pois pode agüentar tudo sem a interferência de ninguém. Ela tem tudo sob controle. Water Violet* também ajuda ainda no processo de pesar, quando a pessoa ou não consegue chorar ou não consegue parar de chorar.

B. O PACIENTE:

O pesar faz parte do processo de morrer. O paciente pode estar pesaroso por não ter vivido a vida como desejou, mas permitido que as circunstâncias da vida o dirigissem. Ele esperou tempo demais para viver sozinho e aproveitar a vida. Ele lamenta o fato de ser tarde demais para ele e percebe que levou a vida muito a sério, desperdiçando o tempo que tinha sendo infeliz. Ele pode perceber tarde demais que a vida é muito curta para ser desperdiçada e lamentar a tolice de ter permitido que as circunstâncias lhe roubassem a alegria. Pode ainda lamentar nunca ter realizado seus sonhos e o fato de que irá perder seus entes queridos, separando-se deles a fim de ingressar em outros planos.

C. A FAMÍLIA E OS AMIGOS:

Water Violet* ajuda a família e os amigos em seu processo de tristeza ou pesar, dando também a assistência necessária quando esse processo se arrasta por tempo demais. Esse floral os auxilia a voltar a viver normalmente ou pelo menos a conseguir cumprimentar os velhos amigos novamente.

O tipo Water Violet* em geral prefere ficar sozinho. Os que ficam talvez aprendam, com aquele que se foi, que a falta de alegria é uma das maiores mágoas.

D. A VIRTUDE E OS RESULTADOS:

Por meio da sua virtude, a alegria, Water Violet* ajuda a liberar a mágoa durante as horas difíceis. Essa essência pode dar destaque à singela alegria de viver e de estar entre amigos. As pessoas Water Violet* são naturalmente solitárias. Mas, como disse Shakespeare, "Somos ricos se temos amigos".

Lembre-se de que a tristeza é expressa muitas vezes por meio das lágrimas. O choro é uma função natural saudável. Water Violet* é especialmente útil para aquele que se afoga em lágrimas, pois "tira a mágoa de dentro de peito".

Um outro aspecto virtuoso de Water Violet* é a humildade. Ser humilde aos olhos de Deus.

XIV. HONEYSUCKLE

A. INDICAÇÃO GERAL:

Para aqueles que vivem no passado, são nostálgicos, saudosistas e vivem falando dos "bons tempos", quando as coisas eram melhores.

B. O PACIENTE:

Quando o paciente lamenta pelo passado, os amores perdidos, a fortuna perdida, as oportunidades perdidas. Diante de um prognóstico desanimador, o paciente lastima pelos "velhos tempos", pois, para ele, parece não haver mais futuro.

C. A FAMÍLIA E OS AMIGOS:

Os amigos e a família podem lastimar a perda do ente querido muito tempo após a morte dele. Acham difícil voltar à vida normal, mesmo que muito tempo já tenha se passado. Water Violet* é eficaz quando a pessoa parece incapaz de se livrar de suas lembranças do passado, especialmente quando o ente querido falecido é uma criança.

D. A VIRTUDE E OS RESULTADOS:

Honeysuckle restaura as energias vitais. O constante lamentar parece deixar as funções metabólicas mais lentas, diminuindo posteriormente o suprimento de energia do organismo já debilitado do paciente. Nos amigos e familiares, isso pode se manifestar como falta de energia para tarefas extras, perda de interesse pelas férias ou desânimo para realizar atividades nas horas livres.

XV. CHICORY*

A. INDICAÇÃO GERAL:

Para permitir a partida. Deixar que seu ente querido se vá. Para deixar ir e se libertar.

B. O PACIENTE:

Para o paciente que está com dificuldade para se desprender do corpo, especialmente quando está em coma ou demonstra incoerência. Nessa ocasião, seria melhor que deixasse de resistir e se submetesse ao Espírito.

O tipo Chicory* também tem dificuldade para libertar os que ama. Ele é aquele paciente exigente, que não quer que as pessoas o deixem. É alguém que manipula os outros para conseguir o que quer. Por exemplo, faz os familiares se sentirem culpados por não visitá-lo com mais freqüência e acha que merece mais consideração pelo amor que devota aos outros.

O tipo Chicory* é muito forte e continua a manipular até mesmo quando está ausente. Constatei, por exemplo, que um viúvo de uma pessoa do tipo Chicory* quase nunca se casa de novo, assim como os filhos dele.

C. A FAMÍLIA E OS AMIGOS:

O tipo Chicory* não liberta. Mesmo depois de muito tempo, ele mantém os laços apertados. Quando o ente querido era vivo, ele estava ligado a ele fisicamente e, depois da morte deste, ele mantém essa ligação, continuando a se preocupar com o bem-estar do ser amado falecido, prendendo-o a este mundo e tornando-o incapaz de progredir espiritualmente.

O tipo Chicory* tem dificuldade para dispor dos bens de seus entes queridos. Ele não consegue suportar a idéia de se livrar deles.

Muitas vezes, o tipo Chicory* é o único que deseja as propriedades do falecido. Por uma razão ou outra, ele acredita que tem direito à maior porcentagem da herança e não desiste enquanto não conseguir seu intento.

D. A VIRTUDE E OS RESULTADOS:

A virtude de Chicory* é o amor abnegado e desinteressado. É a perfeita liberdade de ação. O oposto da possessão. Deixar alguém partir mesmo que doa. Estar física, emocional e mentalmente livre para ir ao encontro do Espírito, tendo apenas o Amor como sua única bagagem.

Lembre-se de borrifar essa essência nos ambientes antes freqüentados pelo tipo Chicory* negativo. Isso ajudará a família a não ter apego pelas posses do falecido, especialmente durante a execução do testamento.

XVI. GENTIAN*

A. INDICAÇÃO GERAL:

Para aquele que desanima diante de demoras ou recaídas, desistindo facilmente ou duvidando de suas possibilidades.

B. O PACIENTE:
O desânimo e a dúvida são muito freqüentes quando o paciente se submete a numerosos tratamentos que parecem não surtir efeito. As recaídas são devastadoras e deixam o paciente num grande desespero.

C. A FAMÍLIA E OS AMIGOS:
Se o paciente está passando por uma recaída, todos os envolvidos passam por isso também. Dê Gentian* para todos.

D. A VIRTUDE E OS RESULTADOS:
A virtude de Gentian* é proporcionar compreensão e fé. Gentian* abre uma janela por onde se vislumbra um extenso panorama da vida. Quando a vida é observada muito de perto, os olhos podem ficar desfocados e distorcer a visão do Plano Superior. Mesmo que seja difícil ter uma visão ou compreensão vasta desse Plano Superior, Gentian* faz com que o paciente tenha uma melhora evidente após uma recaída, possibilitando uma recuperação rápida.

A fé é a virtude principal de Gentian*. Fé para acreditar que Deus ama a todos incondicionalmente e que Ele sempre ampara os Seus filhos. O "Amor perfeito expulsa o Medo".

XVII. SWEET CHESTNUT

A. INDICAÇÃO GERAL:
Sweet Chestnut é indicado para a pessoa que se sente num "beco sem saída"; acuada num canto, sem chance de dar meia-volta.

B. O PACIENTE:

O paciente pode se sentir num "beco sem saída", diante de tanta dor e tantos medicamentos, tratamentos, e decepções.

C. A FAMÍLIA E OS AMIGOS:

A família pode sucumbir ao *stress* diante da gravidade da situação. Seu ente querido está morrendo, as contas estão vencendo e a família está esfacelada.

D. A VIRTUDE E OS RESULTADOS:

Sweet Chestnut é um floral magnífico. Entre todos os florais, ele é o que tem a energia mais direta. Esse floral tem o poder de resgatar alguém que esteja nas profundezas do inferno e projetá-lo para um lugar confortável, onde ele saberá que as coisas ficarão bem e ele terá energia e coragem para prosseguir.

XVIII. GORSE

A. INDICAÇÃO GERAL:

Para o sentimento de desesperança e impotência. Quando existe muito pouca esperança de alívio.

O floral Gorse é mais adequado para a falência física, quando o corpo desiste de viver. Sweet Chestnut e Wild Rose, por sua vez, são mais indicados para o nível emocional. Todos os três podem ser combinados para acabar com a sensação de devastação, característica dessas horas difíceis.

B e C. O PACIENTE E A FAMÍLIA:

Gorse é necessário quando o paciente acredita que não há mais nada a fazer. Não resta mais nenhuma esperança.

FÓRMULAS PARA OS DOENTES INCURÁVEIS OU TERMINAIS

D. A VIRTUDE E OS RESULTADOS:

Gorse revitaliza o corpo e equilibra a energia da pessoa, não deixando que ela perca a esperança — que, às vezes, é a única coisa que lhe resta. A dor é tão grande que tudo o que ela pode manter é a esperança de que Deus existe; que há algo racional por trás de todo sofrimento, mesmo que no momento isso não esteja claro.

A poderosa virtude de Gorse é sua capacidade de restabelecer a ligação do indivíduo com o Pai. Quando isso acontece, ele pode manter a esperança e crer em Seu imenso Amor. Dessa forma, ele é dotado da força do Pai para prosseguir.

XIX. MUSTARD

A. INDICAÇÃO GERAL:

Mustard se destina a um tipo de depressão profunda e sombria, a melancolia. Nessas condições, a pessoa se sente nas profundezas do inferno e a escuridão é total. Mustard é indicado quando a pessoa se sente perdida e sem saída, no meio da escuridão.

B. O PACIENTE:

Mustard retira o paciente da escuridão e o traz de volta à luz. Quando a vê, o medo diminui e ele consegue empreender a sua jornada rumo a um destino superior.

C. A FAMÍLIA E OS AMIGOS:

Mustard melhora a disposição de ânimo. Combinado com Wild Rose, ele pode ser borrifado no quarto do paciente e, durante o funeral, para iluminar o coração de todos, até mesmo da pessoa falecida, para que ela tenha uma "travessia" um pouco mais iluminada.

D. A VIRTUDE E OS RESULTADOS:

A virtude de Mustard é fazer com que a pessoa mantenha a consciência enquanto passa pelo abismo do mundo espiritual ou purgatório espiritual. Mustard a eleva para a Luz consciente, retirando-a das garras dos seres das trevas. Mustard é a décima terceira personalidade e, como o décimo terceiro apóstolo, Jesus Cristo, a Graça de Mustard é servir como uma ponte sobre o abismo das trevas.

XX. MIMULUS*

A. INDICAÇÃO GERAL:

Para o medo de coisas conhecidas, tais como o medo de morrer, de viver, de viver em solidão, de altura, de água ou do escuro.

B. O PACIENTE:

Este floral é indicado para o medo de morrer, que também inclui: o medo de encontrar Deus; o medo de ser castigado; o medo do mundo espiritual desconhecido; o medo de ficar espiritualmente perdido, inseguro e vulnerável; o medo dos tratamentos; o medo de ser abandonado pelos parentes por estar doente, etc.

C. A FAMÍLIA E OS AMIGOS:

Para os medos de viver sozinho, até de continuar solteiro, de ter de pagar as contas ou de não ser aceito por um novo companheiro.

D. A VIRTUDE E OS RESULTADOS:

A virtude de Mimulus* é a compaixão. Ele ajudará o paciente a sentir a compaixão divina e não temer a sua nova vida.

XXI. ASPEN

A. INDICAÇÃO GERAL:
Para aquele que tem medos vagos, de origem desconhecida. Essa pessoa geralmente é apreensiva e cheia de pressentimentos.

B. O PACIENTE:
Para o paciente que está com medo do desconhecido ou que tem a sensação de estar ligado a algo que ele é incapaz de explicar. Dito de outra maneira, sentimentos parecidos com os medos irracionais que se tem após assistir a um filme de suspense. No entanto, nesse caso, o paciente pode ter uma sensação assustadora de que algo está no quarto do hospital ou, quando acorda de um sonho, ele pode sentir uma espécie de pavor ou o pressentimento de que está correndo perigo.

O tipo de medo de Aspen freqüentemente causa insônia, pois a mente sente-se vulnerável e não permite que a alma se desligue durante o sono.

Essas alucinações podem também incluir a visão de insetos e perturbações dos sentidos, como ver o quarto se mexer ou ser atacado por entidades das trevas. Esses efeitos podem ocorrer se o paciente está sob uma dieta desintoxicante e depurativa. Esses sintomas são mais evidentes quando a pessoa está passando por uma desintoxicação por abuso de álcool ou drogas. Se ela foi viciada em drogas durante um período da vida, pode ter alucinações, mesmo que esse vício tenha acontecido na adolescência.

C. A FAMÍLIA E OS AMIGOS:
Aspen pode ser útil para a família e os amigos de um paciente que faleceu e cuja presença eles ainda sentem em torno de si, na forma de uma influência vibracional pesada.

Borrife Aspen na casa para ajudar a alma a partir para o Plano Superior. A alma perdida pode ficar vagando em busca de seu velho e seguro lar, temendo olhar para o alto e seguir em direção à luz.

Às vezes as pessoas acham difícil acreditar que haja uma influência vibracional pesada rondando, o que as faz pensar que estão ficando loucas. De qualquer jeito, não custa nada borrifar Aspen no ambiente. O que se tem a perder?

Uma outra sugestão é borrifar Aspen e Crab Apple sobre os pertences do falecido, para dissipar as vibrações negativas. Você também pode adicionar Chicory* para ajudar a alma que partiu a se libertar de seu apego às coisas terrenas. Elas não devem ter mais nenhum valor para ela.

D. A VIRTUDE E OS RESULTADOS:

A virtude de Aspen é o seu poder de proteção num nível vibracional, isto é, ele protege a pessoa de um ataque psíquico. A pessoa sensível tem mais consciência do que rodeia o seu campo áurico e por isso ela percebe com mais nitidez uma força intrusa que venha de fora. Infelizmente, com freqüência a pessoa sensível desconfia do que sente e não atende aos sinais sutis de sua alma, que a avisa de um ataque ou perigo iminente.

Se o paciente está com esse tipo de medo, sem o amparo e a proteção de Aspen, pode ser difícil e aterradora a jornada para o "outro lado". Como já foi mencionado, a virtude desse floral é proteger contra ataques psíquicos. No entanto, esses ataques não existem somente do "outro lado". Eles também acontecem quando o paciente fica sujeito ao domínio de uma personalidade que seja capaz de penetrar e invadir o seu campo áurico.

Para esse tipo de pessoa, Aspen pode ser o floral mais importante de todos. Ela saberá que, na verdade, é um enviado de Deus. Dormirá como um bebê embalado nos braços de seu anjo da guarda e entrará no Sono Final com essa mesma certeza e tranqüilidade.

Se o paciente está em coma, mas aparenta estar intranqüilo e atormentado, borrife Aspen no local ou coloque algumas gotas em seus lábios e fronte. Se a causa da inquietude for um medo psíquico, o paciente relaxará poucos minutos após a aplicação do floral. (Agrimony*, Mimulus* e Willow são também indicados quando o paciente aparenta inquietude.)

XXII. RED CHESTNUT

A. INDICAÇÃO GERAL:

Para a pessoa que acha muito difícil não ficar preocupada com aqueles que ama.

B. O PACIENTE:

O paciente pode se preocupar com a família, já que sua condição não permite que ele cuide de si mesmo. Por exemplo, ele se preocupa se não está comendo corretamente ou se seus entes queridos ficarão bem depois de sua partida.

C. A FAMÍLIA E OS AMIGOS:

A família pode se preocupar se o paciente está sofrendo, se está sendo alimentado, medicado e cuidado adequadamente. Nessa hora, eles se preocupam com tudo o que se refere ao bem-estar de seu ente querido.

D. A VIRTUDE E OS RESULTADOS:

A virtude de Red Chestnut é sua capacidade de projetar os pensamentos de uma pessoa, conectando-a com aquele com quem ela se preocupa. Ao retornar, a mensagem traz de volta a informação sobre o estado de saúde ou felicidade do ente querido, e isso a faz sentir que tudo está bem e que ela pode parar de se preocupar. Isso é benéfico, pois, nesse momento da vida, os pensamentos do paciente estão voltados para Deus e, quando ele sente que sua mensagem foi ouvida por Ele, pode descansar em paz. Além disso, depois que um ente querido se foi, Red Chestnut ainda ajudará aos seus, dando-lhes a chance de saber que tudo está bem "do outro lado".

Red Chestnut ajuda a pessoa a saber que suas preces foram ouvidas, e que ela não precisa mais projetar pensamentos nocivos. Isso faz com que todos, enfim, possam descansar mais facilmente.

XXIII. ELM

A. INDICAÇÃO GERAL:

Para todas as pessoas próximas ao doente terminal, que sentem a sobrecarga que representa a doença e precisam "dar um tempo". A sensação de sobrecarga pode causar uma depressão temporária. Tome Elm, tenha uma boa noite de sono e o dia seguinte provavelmente lançará uma nova luz sobre a situação.

B. O PACIENTE:

O paciente pode se sentir sobrecarregado por ter de aprender muitos procedimentos novos, além de tomar vários medicamentos na ordem e no horário certos. Além disso, ele também tem de colocar os bens materiais em ordem, fazer o testamento, cuidar do futuro dos filhos, do destino dos animais de estimação, etc. Enfim, ele tem de tomar muitas providências em pouco tempo.

C. A FAMÍLIA E OS AMIGOS:

Os membros da família sentem-se oprimidos pela responsabilidade adicional de ter de cuidar do ente querido em casa ou no hospital; de ter de cuidar dos filhos sem a ajuda do cônjuge, de morar sozinho, de arcar com todas as despesas, etc.

D. A VIRTUDE E OS RESULTADOS:

A virtude de Elm é sua capacidade de fazer com que a pessoa volte a atenção para a situação ou momento presente, não deixando que pensamentos ou acontecimentos do passado causem tristeza e arrependimento ou que a antecipação do futuro a deixe ansiosa ou apavorada.

Rescue Remedy

O Dr. Bach recebeu amplo reconhecimento pela formulação de Rescue Remedy. A notoriedade desse remédio deve-se primeiramente à simplicidade da aplicação. Nada a se compreender, nada a associar e resultados quase inacreditáveis (muitas vezes instantâneos) acontecem.

O Rescue Remedy pode ser considerado uma panacéia, pois ele pode ser utilizado em várias situações diferentes: ele conforta a criança amedrontada e estressada por qualquer motivo, é útil em todas as situações envolvendo o cuidado com animais e plantas, trata as cefaléias, as queimaduras, as picadas de insetos e todo tipo de ferimentos. "Você jamais superará sua necessidade de Rescue. Com Rescue, você não precisa se complicar antes de decidir ou fazer algo... Dê ou tome Rescue."

O Rescue Remedy não é uma essência floral em si, mas uma combinação de cinco dos trinta e oito florais originais. Quando essas essências são combinadas, Rescue se torna uma essência única, diferente de cada um dos componentes individuais.

Bach descobriu o poder da combinação de essências quando desenvolveu o Rescue Remedy. Ele formulou o Rescue quando aconteceu um naufrágio perto da sua casa.

Ele achou, então, que aquela seria uma excelente oportunidade para testar a combinação. Um marinheiro a experimentou na praia, quando estava totalmente inconsciente. Bach colocou o Rescue Remedy em seus lábios e, imediatamente, o homem recuperou a consciência e melhorou bastante. Essa foi a confirmação, para Bach, de que o sinergismo da fórmula combinada das cinco essências estava correto.

A seguir, relacionamos os cinco componentes do Rescue Remedy:

ROCK ROSE*

Este floral trata os estados de pânico e terror, tais como os que ocorrem em acidentes ou experiências relacionadas à morte. Rock Rose* se destina ao medo que paralisa e à liberdade mental.

A ação virtuosa de Rock Rose* é a "coragem intrépida"; a coragem de arriscar a vida pela de outra pessoa; a coragem de fazer o que é certo, seguindo os ditames da alma contra todas as adversidades.

IMPATIENS*

Este é o remédio da dor. Dor sob qualquer forma, desde uma dor de dente até a que sobrevém a um grave acidente. Costuma-se dizer que Impatiens* foi acrescentado ao Rescue Remedy pela sua capacidade de tratar a pessoa em ocasiões de extrema irritabilidade e *stress* mental. Bach, no entanto, diz que Impatiens* "é para a dor" e também que essa essência funciona quando a morfina já não surte efeito.

CLEMATIS*

Este floral restaura a consciência. Isso inclui qualquer estado de inconsciência, tais como desmaios ou a inconsciência decorrente de ferimentos.

A ação virtuosa de Clematis* é sua capacidade de "focalizar" o presente. Combinado com o Rock Rose*, faz com que a pessoa consiga permanecer atenta e saiba como agir. No caso de haver dor, Clematis*, aliado ao Impatiens*, faz com que a pessoa mantenha a consciência em condições extremas.

CHERRY PLUM

Este remédio é indicado para a perda de controle. Cherry Plum é necessário quando a histeria é evidente; a pessoa pode até chegar ao ponto de ferir alguém ou a si mesma, até mesmo chegando ao suicídio.

A ação virtuosa de Cherry Plum é a sua capacidade de "restabelecer a conexão da pessoa com o domínio do controle Divino". Em Rescue Remedy, Cherry Plum facilita a função do Impatiens*, aumentando a capacidade da pessoa de manter o controle ao lidar com o elemento dor. Combinado com Rock Rose*, Cherry Plum ajuda a pessoa a manter o controle, mesmo quando aterrorizada. Combinado com Clematis*, Cherry Plum ajuda a pessoa a ficar concentrada e alerta e a manter o controle, mesmo sob condições extremas ou sob pressão.

STAR OF BETHLEHEM

Este remédio é para o choque e o trauma. Por exemplo, o choque e o trauma de ouvir más notícias, após sofrer um acidente, ou de sofrer algum tipo de prejuízo. Star of Bethlehem é o "consolador das tristezas".

Uma das ações virtuosas dessa essência é amenizar o trauma. Isso é benéfico, pois, graças ao efeito de Star of Bethlehem, um incidente traumático não se fixa na memória subconsciente, impedindo que o trauma persiga a pessoa pelo resto da vida. Esse floral pode, por exemplo, amenizar o trauma de uma criança que é atacada por um cão, de modo que ela não continue com medo de cachorro a vida toda. A mesma coisa vale para uma pessoa que volte a dirigir após ter sofrido um acidente.

Tudo Sobre os Florais Reativos

A compreensão dos "Florais Reativos" é da maior importância. Os Florais não são tóxicos nem induzem ao hábito; são um verdadeiro presente para a humanidade. Para a maioria, eles agem em retrospectiva: mudando e reajustando com suavidade e provocando efeitos e experiências positivas.

Os remédios florais revelam virtudes latentes nas pessoas. São a expressão de emoções positivas ou o oposto vibracional das emoções negativas. Holly é um bom exemplo disso.

Segundo a sabedoria popular, "Holly é do Espírito Santo". Assim, quando o Espírito Santo entra, a escuridão das emoções negativas tem de sair. Ou simplesmente, quando surge a luz, a escuridão vai embora.

Dessa forma, os florais trocam a imperfeição ou a falha pela virtude. Em alguns casos, essa troca não é suave, pois libera emoções voláteis e explosivas. Por isso, é imperativo que se compreendam as idiossincrasias de cada um dos Remédios Reativos.

Se essas emoções não são compreendidas pela pessoa, a depuração emocional pode ser assustadora e confusa. A pessoa precisa estar consciente de que esse processo é absolutamente necessário e natural, para que consiga suportar verdadeiramente o sentimento da raiva ou de impaciência e a doença ou dor física. Os benefícios valem a pena.

As toxinas emocionais são muito reais! A química toda do sangue é modificada quando uma situação provoca emoções fortes. Essa mudança na química do sangue é causada pela entrada de venenos emocionais no sistema. Esses venenos precisam ser depurados, se quisermos restaurar e manter a saúde.

Essa limpeza emocional pode durar alguns segundos ou se prolongar por todo o dia. Às vezes, quando a limpeza emocional começa, convém aumentar a freqüência das doses da fórmula, administrando-a a cada 5 ou 15 minutos, até que haja uma boa eliminação.

Se essa depuração demorar mais de um dia, sugere-se que a fórmula seja substituída por Gentian* e pelo Rescue Remedy por um dia, retornando-se então à fórmula original no dia seguinte.

Muito raramente há recorrências dessa liberação emocional. Pelo contrário, a pessoa sente uma grande libertação e volta a sentir paz e alegria, como se um grande peso fosse retirado dos seus ombros. E, então, a vida passa a ser boa novamente. A cura acontece.

É preciso observar que as reações emocionais às vezes causam mudanças na personalidade. Por exemplo, alguém normalmente irresponsável, dócil ou facilmente explorado, pode demonstrar traços de agressividade. É preciso ficar atento.

Os Florais Reativos

CHERRY PLUM	WATER VIOLET*	AGRIMONY*
HOLLY	CENTAURY*	WILLOW
MUSTARD	IMPATIENS*	CRAB APPLE

Cherry Plum

A reação de Cherry Plum é mais evidente naquele tipo de pessoa que mantém uma fachada de controle o tempo inteiro. Esse controle tenso, mantido até então, precisa ser liberado.

O floral Cherry Plum libera e alivia a pessoa do desgaste causado pelas emoções contidas. No entanto, essa liberação não é "suave". Por isso, sugiro que a pessoa fique sozinha quando essas emoções vierem à tona.

A depuração de Cherry Plum é uma das mais violentas e reativas. Muitas vezes, a liberação que este floral provoca dura apenas alguns instantes.

Cherry Plum abre as "comportas", literalmente.

Water Violet*

A palavra-chave do Water Violet* é mágoa (pesar). A exteriorização dessa mágoa e a sua ação reativa são freqüentemente expressas sob a forma de choro. A mágoa é uma função natural e deve ser trabalhada.

O floral Water Violet* é especialmente útil para os homens, que, muitas vezes, não se permitem expressar suas mágoas e são incapazes de chorar, cumprindo a programação de que "homem não chora". A reação, portanto, é chorar. Não se esqueça de preveni-los.

Agrimony*

O tipo Agrimony* acumula emoções, pensamentos, sonhos, esperanças, ódios e amores. Ele também é incapaz de falar abertamente sobre os seus sentimentos íntimos, que ficam enredados e acobertados lá dentro. Seu passado o persegue, causando a culpa e a vergonha por ocultar um segredo. É preciso estar preparado para a reação causada pelo Agrimony*, que é falar, falar e falar. Por fim, ele libera as antigas emoções não reveladas e as angústias escondidas há muito tempo.

Essa essência permite que a pessoa fale sobre tudo isso, aliviando o grande peso que ela carrega no peito e na alma.

Holly

O floral Holly é indicado para todas as emoções negativas, tais como o ciúme, a vingança, a desconfiança, a raiva, etc. A reação mais evidente e reconhecível é a raiva. Holly libera a raiva.

Centaury*

O tipo Centaury* é servil. É a pessoa que faz favores e procura sempre agradar, sendo facilmente explorada. No entanto, esse tipo quer ter coragem para dizer "Não" e se recusar a atender às exigências dos outros.

O tipo Centaury* terá seu desejo atendido. O floral Centaury* permitirá que a pessoa fale e se expresse. Isso inclui também dizer "Não" quando querem dizer "Não". A intensidade com que isso acontecerá vai depender de quanto tempo a pessoa se reprimiu.

Willow

O floral Willow libera os ressentimentos. Ressentimento é a raiva não processada e não expressa, alojada profundamente até o nível celular. A limpeza de Willow não libera a raiva verbalmente, mas, sim, fisicamente, através dos tecidos.

Isso pode causar uma sensação dolorosa no corpo ou nas articulações, ou ainda uma doença, como a gripe ou algo semelhante. Essa liberação também pode causar um excesso de muco.

Mustard

O floral Mustard alivia a depressão — o tipo mais devastador de depressão, quando a escuridão é total. Sente-se a reação de Mustard quando acontece uma depuração. Ela é muito rara, mas devido à sua gravidade, é necessário mencioná-la para que a pessoa compreenda o processo.

Essa limpeza é capaz de acentuar a depressão. Persista com o floral, tomando-o a cada 5 ou 15 minutos, até que a depressão diminua. Isso pode durar desde alguns minutos até um dia inteiro, porém, os resultados serão extremamente compensadores.

Impatiens*

Impatiens* depura o nervosismo. Durante um certo tempo, a impaciência e o nervosismo aparentemente pioram,

| 178   FLORAIS DE BACH

manifestando-se por meio de sinais de crueldade com relação aos membros da família ou aos colegas de trabalho.

A reação de Impatiens* é bastante rara. Têm sido relatados poucos casos de reação com o Rescue Remedy, que, presumo, ocorrem por conta da presença de Impatiens* na fórmula.

Crab Apple

Crab Apple libera toxinas emocionais e químicas acumuladas. Isso pode resultar em náuseas ou numa certa "moleza" (especialmente se a depuração se refere à nicotina, drogas, cafeína, chocolate e açúcar). Anime-se, pois essa limpeza é um processo de curta duração. Você poderá estar alegre como um passarinho pela manhã, e pronto para ganhar o mundo novamente.

Quando a limpeza se inicia, recomenda-se que o floral seja tomado a cada 5 minutos. Se a depuração mental se prolongar por mais de um dia, suspenda a fórmula e tome Gentian* com Rescue Remedy durante um dia inteiro e depois volte à fórmula original. Uma vez limpo, você se sentirá mais leve, feliz e cheio de energia, e raramente ocorrerão recidivas.

Recomenda-se que a pessoa fique só durante esse período de transição, para que ele seja mais completo, sem que haja interferência ou conflitos com pessoas que não compreendam o processo.

Quando Nenhum dos Florais Parece Funcionar

Muitas vezes a vida da pessoa entra num estado tão caótico que os 38 florais parecem ser indicados.

Relacionamos neste capítulo alguns florais que podem ser utilizados durante um certo tempo, para aliviar o caos de modo satisfatório, até que a pessoa esteja pronta para tomar uma fórmula de seis ou menos remédios. Pode-se obter, então, uma visão mais nítida da verdadeira causa do *stress*.

Rescue Remedy
Wild Oat
Holly
Agrimony*
Wild Rose
Sweet Chestnut
Gorse
Oak
Heather

Rescue Remedy

Em geral, o Rescue Remedy é o remédio mais simples, mais freqüentemente indicado e mais pertinente ao assunto deste capítulo. Ele elimina o *stress*, acalma e relaxa. Por vezes, esse relaxamento e essa tranqüilidade são tudo que a pessoa precisa para melhorar. (Ver o capítulo sobre Rescue Remedy.)

Wild Oat

Bach sugeriu que se usasse Wild Oat quando o caos e o *stress* parecem ter tomado conta da vida da pessoa e muitos florais parecem ser indicados.

Wild Oat abre as portas da oportunidade e tem a capacidade específica de ajudar a pessoa a encontrar o propósito da sua alma ou o estágio em que está na vida. Bach disse: "Podemos julgar, dessa forma, pela saúde e pela felicidade, até que ponto a pessoa está interpretando essa mensagem".

Bach percebeu que a frustração interior com relação ao próprio desempenho na vida causa um indizível estrago e um conflito para a alma.

Holly

Holly se destina a situações de vida que são inaceitáveis. Essa falta de aceitação freqüentemente se apresenta sob a forma de raiva ou de qualquer outra emoção negativa, como a inveja, o ciúme, a vingança, o ódio, etc.

A raiva ou as emoções negativas mascaram a causa oculta do conflito. A raiva é uma demonstração de que existe a necessidade de mais amor, atenção e compreensão. No entanto, uma atenção negativa é melhor do que ser ignorado.

A ação virtuosa de Holly é limpar as emoções negativas, deixando que a pessoa perceba melhor o que ela acha inaceitável.

Agrimony*

O tipo de personalidade Agrimony* é um mestre da negação. Ele personifica o palhaço, negando seus verdadeiros sentimentos, desejos e emoções, e armazena e nega as emoções com tanta eficiência que engana até a si mesmo.

O tipo Agrimony* é mencionado neste capítulo devido à sua incapacidade de admitir que exista um problema. Mas a causa da situação precisa ser identificada para que os verdadeiros motivos possam ser tratados. Admitir o problema é o primeiro passo para a recuperação.

Wild Rose

Wild Rose desperta a criança interior latente, guardada lá no fundo do coração. Sua natureza criança jaz oculta sob a seriedade do caráter responsável do adulto. Wild Rose revitaliza a pessoa, aumentando a felicidade, o divertimento e a alegria.

O adulto responsável logo se cansa e se aborrece, perdendo o interesse pela vida. Ele se contenta com a mediocridade e com o mero existir. Vive tristemente, indo de casa para o trabalho e vice-versa. Sente-se aprisionado num negócio ou num relacionamento que não levam a nada.

Sweet Chestnut

Sweet Chestnut faz com que a pessoa reúna a força interior necessária para superar uma catástrofe. Ele dá um suporte seguro, quando a pessoa está num beco sem saída e se sentindo acuada. Esse floral a faz restabelecer o contato com a energia interior necessária para viver a vida. Sweet Chestnut a puxa das profundezas do inferno para que volte a ter uma vida aparentemente normal.

Gorse

Gorse cura os sentimentos de desesperança, devolvendo à pessoa o brilho do olhar. Sem esperança, só o que resta é a escuridão.

Ele devolve a esperança, estimulando a crença de que a alma tem a capacidade de tudo superar. O medo, o terror ou qualquer espécie de tortura nos fazem perder a esperança e desistir de lutar. Nesse caso, é preciso ter coragem e tomar Gorse.

Oak

O tipo Oak pode, a despeito de sua aparente desesperança, negar-se a desistir de lutar. A constante batalha (deveres e responsabilidades) drena sua essência vital, criando uma vida que consiste num mero existir.

A luta incessante faz com que sua personalidade e seu verdadeiro caráter fiquem perdidos numa faina penosa. Oak libera a pessoa da carga excessiva de responsabilidades. Uma vez liberta dos laços do dever, sua verdadeira personalidade pode aflorar.

Heather

O tipo Heather fica perdido num verdadeiro redemoinho emocional e se deixa absorver pelas circunstâncias comezinhas da vida. Heather interrompe a tempestade, fazendo com que a verdadeira causa do problema possa ser vislumbrada.

Referências Cruzadas
(Nos capítulos)

— Agrimony* — Atrair relacionamentos, Romper relacionamentos, Romper hábitos, Aprendizado, Alergias, Depressão, TPM, Meditação, Insônia, Terminais, Reativos, Quando nenhum funciona.

— Aspen — Sucesso, Exames, Insônia, Terminais.

— Beech — Sucesso, Atrair relacionamentos, Viagens, Alergias, Vencer, TPM.

— Centaury* — Sucesso, Romper relacionamentos, Romper hábitos, Energia, Reativos.

— Cerato* — Atrair relacionamentos, Romper relacionamentos, Romper hábitos, Aprendizado.

— Cherry Plum — Sucesso, Romper relacionamentos, Romper hábitos, Viagens, Alergias, Depressão, Vencer, TPM, Meditação, Terminais, Rescue, Reativos.

— Chestnut Bud — Sucesso, Atrair relacionamentos, Romper hábitos, Aprendizado, Alergias, Vencer, TPM, Insônia.

— Chicory* — Atrair relacionamentos, Romper relacionamentos, Alergias, Terminais.

183

| 184   FLORAIS DE BACH

— Clematis* — Sucesso, Romper hábitos, Aprendizado, Exame, Viagens, Energia, Vencer, Meditação, Terminais, Reativos.

— Crab Apple — Romper relacionamentos, Romper hábitos, Alergias, Meditação, Terminais, Reativos.

— Elm — Sucesso, Romper relacionamentos, Aprendizado, Exames, Alergias, Energia, Depressão, Meditação, Insônia, Terminais.

— Gentian* — Sucesso, Romper hábitos, Aprendizado, Alergias, Depressão, Terminais.

— Gorse — Atrair relacionamentos, Romper hábitos, Alergias, Energia, Vencer, TPM, Terminais, Quando nenhum funciona.

— Heather — Atrair relacionamentos, Romper relacionamentos, Romper hábitos, Aprendizado, TPM, Meditação, Quando nenhum funciona.

— Holly — Romper relacionamentos, Romper hábitos, TPM, Terminais, Reativos, Quando nenhum funciona.

— Honeysuckle — Sucesso, Atrair relacionamentos, Romper relacionamentos, Energia, Terminais.

— Hornbeam — Sucesso, Energia.

— Impatiens* — Sucesso, Atrair relacionamentos, Romper hábitos, Alergias, Vencer, TPM, Meditação, Terminais, Rescue, Reativos.

— Larch — Sucesso, Atrair relacionamentos, Exames, Depressão, Vencer.

— Mimulus* — Sucesso, Atrair relacionamentos, Romper relacionamentos, Romper hábitos, Aprendizado, Exames, Viagens, Vencer, Insônia, Terminais.

REFERÊNCIAS CRUZADAS 185

— Mustard — Atrair relacionamentos, Romper hábitos, Alergias, Energia, Depressão, TPM, Meditação, Terminais, Reativos.

— Oak — Sucesso, Romper hábitos, Energia, Depressão, Vencer, Quando nenhum funciona.

— Olive — Exame, Energia, Depressão, TPM.

— Pine — Sucesso, Atrair relacionamentos, Romper hábitos, Aprendizado, Vencer, Terminais.

— Red Chestnut — Sucesso, Vencer, Meditação, Insônia, Terminais.

— Rock Rose* — Sucesso, Exame, Viagem, Meditação, Insônia, Terminais, Reativos.

— Rock Water — Atrair relacionamentos, Vencer, Insônia.

— Scleranthus* — Sucesso, Romper relacionamentos, Aprendizado, Viagem, Energia, TPM, Insônia.

— Star of Bethlehem — Romper relacionamentos, Depressão, TPM, Insônia, Terminais, Rescue.

— Sweet Chestnut — Sucesso, Atrair relacionamentos, Romper hábitos, Aprendizado, Exame, Viagem, Energia, Depressão, Vencer, TPM, Insônia, Terminais, Quando nenhum funciona.

— Vervain* — Atrair relacionamentos, Alergias, Energia, Vencer, Insônia.

— Vine — Sucesso, Exame, Vencer.

— Walnut — Romper relacionamentos, Romper hábitos, Aprendizado, Viagem, Alergias, TPM, Insônia, Terminais.

— Water Violet* — Romper relacionamentos, Depressão, Terminais, Reativos.

— White Chestnut — Atrair relacionamentos, Romper relacionamentos, Aprendizado, Vencer, Meditação, Insônia.

— Wild Oat — Sucesso, Atrair relacionamentos, Energia, Vencer, Quando nenhum funciona.

— Wild Rose — Sucesso, Atrair relacionamentos, Romper relacionamentos, Romper hábitos, Viagem, Energia, Depressão, Vencer, Terminais, Quando nenhum funciona.

— Willow — Sucesso, Romper relacionamentos, Romper hábitos, Depressão, TPM, Terminais, Reativos.

— Rescue Remedy — Atrair relacionamentos, Romper relacionamentos, Aprendizado, Exame, Viagem, Energia, Depressão, Insônia, Terminais, Rescue, Quando nenhum funciona.

Nota Final

Este livro foi traduzido, organizado, digitado, corrigido e copidescado por mim, durante os intervalos de consultas e nas horas vagas dos finais de semana, sempre visando oferecer uma contribuição efetiva para ampliar a consciência da humanidade.

Nem sempre essa tarefa foi fácil e, por diversas vezes, o desânimo tomou conta do meu ser. A irritação e a pressa muitas vezes atrapalharam o desenvolvimento do trabalho, mas, no final, tudo acabava dando certo.

Como eu disse no início, não existe nenhum texto que se compare ao aqui apresentado. Sua abordagem é *sui generis*, e isso o torna único. Tive muitas dificuldades com a língua e com o material original da tradução, que apresentava algumas falhas no texto impresso. Quase não tive a assistência da autora que, além de falar inglês, o que tornava a nossa comunicação mais difícil, também estava doente e impossibilitada de me prestar assistência. Fiz o possível para que o trabalho fizesse jus à obra original e à sua autora, que é uma figura humana maravilhosa, e à memória do nosso mestre, o Dr. Edward Bach.

Neste momento em que escrevo, sou tomado de imensa emoção diante da tarefa concluída, e sinto uma vontade muito grande de chorar de alegria e satisfação.

Agradeço igualmente aos meus filhos Francine, Thais e Eric, à minha mãe Ana, ao meu pai Orlando e à minha irmã Sandra, que me deram muita força no dia-a-dia.

Um agradecimento especial à Emília, minha querida companheira de todos os momentos, e ao maior de todos nós, o Mestre Jesus Cristo.

Amém!

Wagner Bellucco

Bibliografia

ÁGREDA, VENERÁVEL MADRE MARIA DE JESUS DE. *Mística cidade de Deus — vida da virgem mãe de Deus.*

ARINTERO, Rev. JUAN G. *Song of songs — a mystical exposition.*

ARNOUDT, Rev. PETER J. *The imitation of the sacred heart of Jesus.*

BACH, DR. EDWARD. *Os remédios florais do dr. Bach — Cura-te a ti mesmo.* Editora Pensamento, São Paulo, 1990.

_____. *A terapia floral — escritos selecionados de Edward Bach.* Editora Ground, São Paulo, 1991.

BARNARD, JULIAN e MARTINE. *The healing herbs of Edward Bach*, Ashgrove Press, Inglaterra, 1988.

BARNARD, JULIAN. *Um guia para os remédios florais do Dr. Bach.* Editora Pensamento, São Paulo, 1990.

_____. *Padrões de energia vital. Uma releitura da vida e obra Dr. Edward Bach.* Editora Aquariana, São Paulo, 1992.

BARTOLO, LUCIA DE. *Florais — Vivendo os passos do Dr. Bach.* Editora Gente, São Paulo, 1993.

BEAR, JESSICA/ BELLUCCO, W. *O poder dos florais de Bach*. Editora Gente, São Paulo, 1996.

BEAR, JESSICA e BELLUCCO, W. *Jogos de poder*. Robe Editorial, São Paulo, 1998.

BEAR, JESSICA e BELLUCCO, W. *Aplicações práticas dos florais de Bach*. Editora Pensamento, São Paulo, 2002.

BELLUCCO, WAGNER. *O gestual dos florais de Bach*. Robe Editorial, São Paulo, 1997.

CHANCELLOR, DR. PHILIP. *Manual ilustrado dos remédios florais do Dr. Bach*, Editora Pensamento, São Paulo, 1991.

CHOPRA, DEEPAK. *Cura quântica*. Editora Best Seller, São Paulo, 1990.

EVERSAUL, GEORGE A. *Dental kinesiology*. Publicação independente, EUA, 1977.

GURUDAS. *Flower essences and vibrational healing*. Cassandra Press, San Rafael, 1989.

HAY, LOUISE L. *Você pode curar sua vida*. Editora Best Seller, São Paulo, 8ª ed., 1995.

HOWARD, JUDY & RAMSELL JOHN. *The original writings of Edward Bach*. C. W. Daniel Company Limited, Inglaterra, 1990.

HOWARD, JUDY. *Os remédios florais do Dr. Bach passo a passo*. Editora Pensamento, São Paulo, 1991.

JONES, T. W. HYNE. *Dicionário dos remédios florais do Dr. Bach*. Editora Pensamento, São Paulo, 1991.

KRIPPER, VICTOR. *Terapia floral Bach aplicada à psicologia*. Editora Gente, São Paulo, 1992.

BIBLIOGRAFIA

LAMBERT, EDUARDO. *Matéria médica e terapia floral do Dr. Bach*, Editora Pensamento, São Paulo, 1993.

_____. *Os estados afetivos e os remédios florais do Dr. Bach.* Editora Pensamento, São Paulo, 1992.

LEADBEATER, C.W. *Os chakras*, Editora Pensamento, São Paulo, 1989.

MONARI, CARMEN LUCIA RITA. *Participando da vida com os florais de Bach.* Editora Roca, São Paulo, 1995.

MONTEIRO JR, ALUÍZIO JOSÉ ROSA. *A cura pelas flores — Os harmonizantes florais do Dr. Bach.* IBRASA Ltda., São Paulo, 1992.

PASTORINO, MARIA LUISA. *A medicina floral de Edward Bach.* Editorial Clube de Estúdio, São Paulo, 1992.

SCHEFFER, MECHTHILD. *Terapia floral do Dr. Bach — teoria e prática.* Editora Pensamento, São Paulo, 1991.

SIMI, GINO e SEGRETI, MARI. *Francis of Paola God's miracle — worker supreme.* Tan Books and Publishers, Illinois, 1982.

STOKES, GORDON, WHITESIDE, DANIEL. Material sobre o Sistema Cérebro Uno e o Barômetro Comportamental.

THIE, DR. JOHN. *Touch for Health.* DeVorss & Company, Califórnia, 2002.

VLAMIS, GREGORY. *Rescue — Florais de Bach para alívio imediato*, Editora Roca, São Paulo, 1992.

WEEKS, NORA. *The medical discoveries of Edward Bach, physician. What the flowers do for the human body.* C. W. Daniel Company Limited, Inglaterra, 1973.

WEEKS, NORA e BULLEN, VICTOR. *The Bach flower remedies — illustrations and preparations.* The C. W. Daniel Company Limited, Inglaterra, 1964.

WHEELER, F. J. *Repertório dos remédios florais do Dr. Bach.* Editora Pensamento, São Paulo, 1990.